ДІЭТЕТИКА ЮНОШЕСТВА,

или

НАУКА СОХРАНЯТЬ ЗДРАВІЕ ДѢТЕЙ ПРИ ВОСПИТАНІИ,

изложенная

Елеазаромъ Смѣльскимъ,

Состоящимъ при Артиллерійскомъ Училищѣ Докторомъ Медицины и Хирургіи, седьмаго класса и Ордена Св. Владимира 4 степени кавалеромъ.

САНКТПЕТЕРБУРГЪ.

ВЪ ТИПОГРАФІИ МЕДИЦИНСКАГО ДЕПАРТАМЕНТА МИНИСТЕРСТВА ВНУТРЕННИХЪ ДѢЛЪ.

1829 года.

ПЕЧАТАТЬ ПОЗВОЛЯЕТСЯ:

Съ тѣмъ, чтобы по отпечатаніи, представлены были въ Цензурный Комитетъ три экземпляра. С. Петербургъ. Ноября 16 дня 1828 года.

Цензоръ К. Сербиновичъ.

ЕГО ИМПЕРАТОРСКОМУ ВЫСОЧЕСТВУ,

ГОСУДАРЮ,

ВЕЛИКОМУ КНЯЗЮ

МИХАИЛУ ПАВЛОВИЧУ.

Съ благоговѣнiемъ посвящаетъ

Сочинитель.

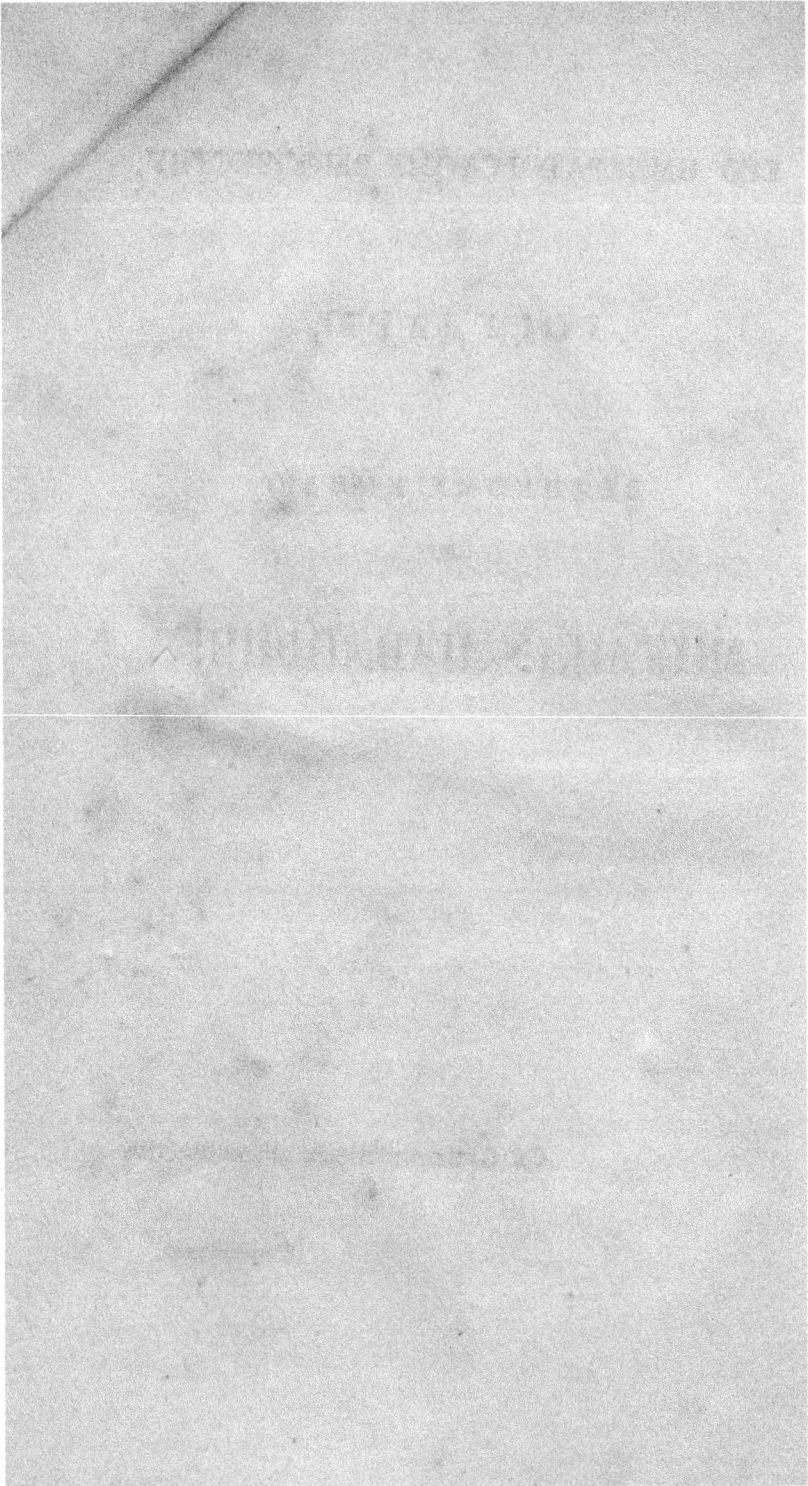

ПРЕДИСЛОВІЕ.

Человѣческій организмъ находится въ тѣсной и взаимной связи съ внѣшнимъ міромъ; ибо жизнь его состоитъ въ безпрерывномъ внутреннемъ дѣйствіи и противодѣйствіи вліяніямъ, извнѣ на него дѣйствующимъ. Возвышать или ослаблять силу внутренней органической дѣятельности сообразно дѣйствію внѣшнихъ вліяній, ограждать организмъ отъ всего могущаго нарушать внутреннія его отправленія и симъ измѣнять естественное его отношеніе къ внѣшнему міру, составляетъ предметъ Діэтетики, сохраненіемъ здравія занимающейся.

Цѣль воспитанія дѣтей есть образованіе ихъ умственныхъ способностей и нравственности, которая состоитъ въ непосредственной связи съ физическимъ ихъ образованіемъ или съ самою организаціею; ибо развитіе душевныхъ силъ сопушствуетъ развитію самой организаціи, такъ что нарушенное оной состояніе влечетъ всеобщее разстройство въ умственной дѣятельности человѣческаго организма. Слѣдовательно, имѣя въ виду образовать молодыхъ людей, могущихъ составить нѣкогда будущую славу и подпору отечества, равно пріятную и усладительную утѣху родителей, воспитаніе нравственное должно быть соединено съ воспитаніемъ физическимъ, основаннымъ на правилахъ Діэтетическихъ.

Желая по мѣрѣ силъ быть полезнымъ въ семъ отношеніи, я составилъ Діэтетику, приспособленную къ воспитанію юношества; изложилъ въ оной дѣйствія внѣшнихъ вліяній и необходимыя онымъ противодѣйствія, всегда основываясь на законахъ, какъ всеобщей, такъ и органической природы, самымъ опытомъ подтвержденныхъ.

При изложеніи химическихъ свойствъ воздуха, частію также физическихъ и не многихъ другихъ статей, я заимствовался сочиненіями нѣкоторыхъ Французскихъ писателей. Вообще же старался избѣгать всѣхъ мелкихъ и не столь важныхъ подробностей, могущихъ утомлять читателя.

Лестною будетъ для меня наградою, если родители, или преимущественно тѣ, попеченію коихъ ввѣрено воспитаніе юношества, найдутъ что либо для себя полезное.

ОГЛАВЛЕНІЕ.

Стран.

Страк.

О развитіи дѣтскаго организма.

Жизнь человѣческая отъ первоначальнаго отдѣльнаго самобытія организма и до последующаго разрушенія онаго представляетъ многоразличныя явленія, означаемыя измѣненіемъ внутреннихъ и внѣшнихъ содержаній организма, кои, появляясь въ извѣстныя болѣе или менѣе опредѣлительныя времена, составляютъ различіе возрастовъ.

Начало рожденія до вторичнаго прорѣзыванія зубовъ, появляющагося у дѣтей около седьмаго года, заключаетъ первый возрастъ, извѣстный подъ именемъ дѣтскаго. Окончаніе сего возраста составляетъ начало отроческаго, которой по различію климата и другихъ вліяній, споспѣшествующихъ развитію организма, или подавляющихъ оное, касательно продолженія своего бываетъ различенъ. Пятнадцатый и даже шестнадцатый годъ въ нашемъ климатѣ большею частію составляютъ конецъ отрочества и начало третьей важнѣйшей эпохи жизни человѣческой—юношескаго возраста, продолжающагося до совершеннаго развитія тѣла въ длину.

Безчисленное множество опасностей, коимъ человѣкъ въ первыя минуты бытія своего подверженъ, заставляютъ обратить особенное вниманіе врача на физическое воспитаніе дѣтскаго возраста. Замѣчено, что пятая часть дѣтей погибаетъ на первомъ году, и едвали половина изъ оныхъ достигаетъ десятилѣтняго возраста. Дабы сохранить сію еще слабую организацію, отвратить болѣзнетворныя вліянія, а равно и разрушить самое болѣзненное расположеніе, составляющее зародышъ будущихъ болѣзней, необходимо содѣйствіе благоразумнаго врача, возбуждаемаго истиннымъ соревнованіемъ къ благу человѣчества.

Выпаденіе млечныхъ зубовъ означаетъ начало отроческаго возраста; въ семъ возрастѣ мы видимъ всеобщее преобразованіе организма, какъ въ матеріальномъ, такъ и въ дѣятельномъ его существованіи. Костяная система предъ прочими получаетъ значительное приращеніе. Костяныя придатки, хрящи и сухія жилы принимаютъ бо́льшую твердость. Физіономія измѣняется; она теряетъ нѣчто общее, почти всѣмъ дѣтямъ свойственное. Между тѣмъ какъ фамильныя черты виднѣе становятся, равно и характеръ каждому полу свойственный болѣе обнаруживается. Швы на черепѣ срастаются; и вообще члены получаютъ большую длину. Не соразмѣрное развитіе всѣхъ членовъ, уклоненіе оныхъ отъ естественнаго образованія, какъ то: искривленіе позвоночнаго столба, горбы и другія органическія въ образованіи неправильности принадлежатъ къ такимъ явленіямъ, которыя нерѣдко бываютъ опасны для жизни въ семъ возрастѣ.

Кровь, прогоняемая съ бо́льшею силою, разливаетъ во всѣхъ органахъ животворную теплоту; легкія получаютъ цвѣтъ совершенному возрасту свойственный; ибо образованіе крови дѣлается гораздо совершеннѣе. Слизистыя отдѣленія менѣе обильны, нежели въ дѣтскомъ возрастѣ. Кишки уже перестаютъ быть гнѣздилищемъ глистовъ, покрайней мѣрѣ не встрѣчаемъ уже мѣлкихъ дѣтскихъ глистовъ, какъ въ предшедшемъ возрастѣ, но только круглыя и плоскія.

Желудокъ получаетъ бо́льшую дѣятельность; посему пищевареніе совершается удобнѣе.

Хотя органическая усиленная дѣятельность въ отроческомъ возрастѣ уничтожаетъ большую часть болѣзненныхъ расположеній дѣтскаго возраста, не смотря на то нѣкоторыя изъ оныхъ переходятъ отъ одного возраста къ другому; такъ напр. золотуха, обнаруживающая непосредственно вредное свое вліяніе вообще на организацію, свирѣпствуетъ и въ семъ возрастѣ.

Явленія состороны дѣятельнаго качества организма не менѣе замѣчательны. Смыслъ примѣтнымъ образомъ увеличивается; вкусъ, нравъ и наклонности измѣняются; шумныя домашнія игры начинаютъ казаться недостаточными; дитя начинаетъ чувствовать надобность въ товариществѣ, бѣганіи, борьбѣ и другихъ играхъ, могущихъ занимать вниманіе его и силы. Онъ оставляетъ уже дѣтскія игрушки, иногда разбиваетъ ихъ для того, чтобы узнать механизмъ оныхъ; ибо начинаетъ разсуждать; словомъ, нервная система постепенно развиваясь, обнаруживаетъ большую дѣятельность и вступаетъ въ тѣснѣйшее отношеніе съ внѣшнимъ міромъ. Чувства становятся совершеннѣе; мышцы находясь въ безпрестанномъ движеніи ежедневно укрѣпляются.

Въ продолженіи сей эпохи происходитъ безпрерывное приращеніе организма, какъ въ матеріяльномъ, такъ и въ дѣятельномъ качествѣ. Оно бываетъ впрочемъ неодинаково, по различію вліяній дѣйствующихъ на животный организмъ, такъ что иногда матеріяльная сторона усиливается нащетъ дѣятельной, и наоборотъ. Удержать оное помѣрѣ возможности въ равновѣсіи есть цѣль нашей науки.

Возмужалость есть та эпоха, гдѣ натура облекаетъ отрока формою совершеннаго человѣка. Здѣсь начинается совершенное развитіе тѣхъ органовъ, кои до того времени, казалось, неимѣли важнаго вліянія на животную экономію; у всѣхъ животныхъ сія эпоха есть одна изъ важнѣйшихъ; у многихъ представляетъ совершенное преобразованіе, коего достигнувъ онѣ совершаютъ цѣль своего предназначенія.

Развитіе дѣтороднаго организма характеризуетъ сей возрастъ. По различію климата, обычаевъ, пола и естественнаго расположенія, оно обнаруживается ранѣе или позже. Въ климатахъ холодныхъ жизнь организма представляетъ меньшую дѣятельность; чувствительность его менѣе возвышена, ращеніе происходитъ медленнѣе. Впрочемъ самыя внѣшнія влiянія сему могутъ содѣйствовать. Сухія и возвышенныя мѣста, городская жизнь, питательная пища сему благопріятствуютъ, обратное состояніе производитъ противное дѣйствіе.

Явленія, коими сопровождается возмужалость и кои сопутствуютъ юношескій возрастъ, заключаютъ въ себѣ кругъ дѣятельности всѣхъ системъ организма.

Костяная масса, получая быстрое приращеніе, даетъ бо́льшую длину. Членосоединенія постепенно сравниваются; существо костей получаетъ бо́льшую плотность; костяныя придатки сливаются въ одну массу съ костями. Образованіе груди становится явственнѣе; оно будучи подчинено развитію легкихъ, обнаруживаетъ расположеніе къ груднымъ болѣзнямъ; таковое образованіе костей продолжается дотолѣ, пока организмъ достигнетъ совершеннаго своего развитія въ высоту, которое оканчивается между 20 и 25 годомъ.

Мышицы, какъ и всѣ другія мягкія части, вытягиваются сообразно приращенію костей; они также получаютъ приращеніе и въ самой толщинѣ; равно какъ и дѣлаются крѣпче; клѣтчатый составъ сообразно общей дѣятельности сгущается и плотнѣе прилегаетъ къ около лежащимъ частямъ, опредѣляя такимъ образомъ яснѣе ихъ фигуру.

Кожа также получаетъ совершеннѣйшее образованіе. Она приходитъ въ ближайшее соотношеніе съ состояніемъ внутреннихъ органовъ. У субъектовъ слабыхъ и раздражительныхъ она имѣетъ блѣдный цвѣтъ; темный и желтоватый цвѣтъ бываетъ при преимущественномъ образованіи печени и органовъ пищеваренія. Темножелтый цвѣтъ, приближающійся къ оливковому, показываетъ большею частію слабую организацію. Различныя коженныя сыпи наичаще въ семъ періодѣ появляются.

Придаточныя части кожи какъ то: волосы и жирныя железки, претерпѣваютъ значительныя перемѣны. Тѣло покрывается въ различныхъ частяхъ волосами, что составляетъ отличительный признакъ возмужалости; въ сіеже время подкожныя железки начинаютъ отдѣлять влагу, имѣющую особенный проницательный запахъ. Пищеварительные органы получаютъ бо́льшую дѣятельность. Пищевареніе совершается легче и скорѣе; вырабатываніе питательнаго сока, а отсюда и самой крови происходитъ обильнѣе и совершеннѣе. Легкія находясь въ безпрерывномъ соотношеніи съ атмосфернымъ воздухомъ, въ сіе время представляютъ самую возвышенную дѣятельность; ибо раздражительность оныхъ возрастаетъ сообразно усиленной дѣятельности раздражительной системы, коей онѣ составляютъ главный органъ. Сей возрастъ принадлежитъ къ жизни болѣе раздражительной; почему развитіе легкихъ бываетъ совершеннѣйшее; дѣятельность сильнѣйшая; по сей причинѣ въ семъ возрастѣ преимущественно подвержены острымъ и хроническимъ воспаленіямъ легкихъ.

Значительное измѣненіе происходитъ въ органахъ голоса, такъ что голосъ какъ бы въ непосредственной находится связи съ дѣтороднымъ организмомъ; Дюпейтренъ замѣтилъ, что отверстіе гортани у скопцовъ третьею частію меньше обыкновеннаго. Возмужалость влечетъ за собою ощутительную перемѣну въ голосѣ; гибкость и тонкость онаго изчезаютъ; онъ дѣлается грубѣе и сильнѣе. И такъ сообразно возвышенію плототворной силы возвышается или дѣлается сильнѣе и голосъ. Дѣтородные органы получаютъ совершеннѣйшее образованіе.

Не менѣе замѣчательны здѣсь явленія, показывающія перемѣну въ умственныхъ способностяхъ. Въ дѣтскомъ и отроческомъ возрастахъ понятія ограничиваются однимъ любопытствомъ о вещахъ непосредственно поражающихъ чувства; напротивъ въ юношескомъ сфера дѣятельной стороны распространяется; онъ начинаетъ постигать отношеніе вещей; память твердая и воображеніе пылкое въ преимуществѣ показываются. Сужденіе менѣе зрѣлое, но болѣе воображеніемъ руководимое, увлекаетъ его къ мечтательности. Посему въ семъ возрастѣ преимуществуютъ способности къ піитическимъ произведеніямъ. Страсти обнаруживаются сильнѣе; — здѣсь то необходимо назиданіе какъ нравственнаго такъ и физическаго состоянія человѣка, которое не иначе можетъ быть, какъ при содѣйствіи знанія отношеній внѣшнихъ и внутреннихъ вліяній къ организму, чѣмъ занимается Діэтетика.

О діэтетическихъ вліяніяхъ.

Всѣ вещества, употребляемыя для поддержанія жизни или услажденія оной, извѣстны подъ именемъ діэтетическихъ вліяній. Измѣненное качество оныхъ или неправильное ихъ употребленіе бываетъ причиною болѣзней; и напротивъ вліянія сіи дѣлаются діэтетическими средствами, содѣйствующими лѣченію болѣзней при правильномъ оныхъ употребленіи. Къ симъ вліяніямъ относятся также дѣйствія, зависящія отъ нашей организаціи, какъ то сонъ и бдѣніе, страсти и душевныя способности; ибо естественное оныхъ состояніе споспѣшествуетъ къ поддержанію жизни, уклоненное производитъ болѣзни.

При разсматриваніи діэтетическихъ вліяній, мы ограничимся только тѣми, кои имѣютъ непосредственную связь съ физическимъ воспитаніемъ.

О вліяніяхъ атмосферныхъ.

Сей классъ діэтетическихъ вліяній объемлетъ нетолько окружающій насъ воздухъ, различныя измѣненія его въ движеніи и составныхъ частяхъ, пары и тончайшія испаренія разлитыя въ воздухѣ, но даже и вліяніе свѣта, теплоты и электричества.

Воздухъ составляетъ необходимое условіе для жизни; съ лишеніемъ воздуха слѣдуетъ тотчасъ смерть. Не только всѣ животныя, но даже и растѣнія, умираютъ, будучи лишены онаго на нѣкоторое время. Дѣйствіе его на тѣло зависитъ отъ химическихъ и физическихъ свойствъ его и отъ веществъ, въ примѣси съ онымъ находящихся.

О вліяніи химическихъ свойствъ воздуха.

Воздухъ по объятности состоитъ изъ 0,21 кислотвора, 0,79 азота, и небольшаго количества углекислоты. Сіе содержаніе составныхъ частей полагается самымъ удобнымъ для жизни; посему измѣненіе онаго дѣйствуетъ на животныхъ вредоноснымъ образомъ. Кислотворъ по себѣ или смѣшанный съ водотворомъ, дѣлается убійственнымъ скорѣе или медленнѣе по различію животныхъ; равно убиваетъ азотъ одинъ или смѣшанный съ другими гасами. Воздухъ при дыханіи дѣйствуетъ преимущественно своими химическими качествами. При всякомъ выдыханіи воздухъ теряетъ отъ 0, 02, до 0, 03 кислотвора; почти ровная сего часть образуется при дыханіи выдыхаемой углекислоты. Одинъ и тотъ же воздухъ можетъ служить для дыханія нѣсколько разъ, доколѣ онъ будетъ содержать болѣе 0,07 или 0,08 кислотвора, но въ семъ случаѣ онъ дѣлается смертельнымъ. Способность же поддерживать горенія теряется прежде, нежели онъ дѣлается неспособнымъ для дыханія. Воздухъ въ залѣ, наполненной множествомъ людей, небудучи возобновляемъ скоро портится; ибо дыханіемъ измѣняется нужное содержаніе кислотвора и азота, и происходитъ образованіе углекислоты и другихъ издыхаемыхъ испареній, наполняющихъ воздухъ. На сей-то конецъ устроиваются вентиляторы, дѣлающіе сообщеніе комнатнаго воздуха съ наружнымъ. Равнымъ образомъ человѣкъ заключенный въ комнатѣ или другомъ какомъ либо тѣсномъ мѣстѣ, гдѣ посредствомъ сожиганія или раскаленія углей происходитъ поглощеніе кислотвора и освобожденіе углекислоты, будучи вынужденъ дышать симъ воздухомъ, весьма скоро получаетъ припадки начинающагося обмиранія.

Сіе явленіе произходитъ не отъ одного недостатка кислотвора; образующаяся при дыханіи и горѣніи углекислота придаетъ убійственное свойство воздуху. Углекислый гасъ будучи сравнительно тяжелѣе воздуха занимаетъ нижній слой атмосферы въ комнатахъ; по сей причинѣ слишкомъ низкіе кровати въ спальняхъ неудобны. По сей же причинѣ въ большихъ городахъ, гдѣ по разнымъ причинамъ сей гасъ въ изобиліи развивается, высокія мѣста весьма полезны для здоровья; равнымъ образомъ верхнія жилья домовъ здоровѣе нижнихъ.

Преобразованіе венальной крови въ артеріальную происходитъ при дыханіи чрезъ всасываніе кислотвора и отдѣленіе углекислоты; явленіе сіе доказано опытомъ. Но не въ однихъ только легкихъ происходитъ сія перемѣна составныхъ началъ воздуха; подобный процессъ происходитъ и въ кожѣ, только медленнѣйшимъ образомъ. У людей крѣпкихъ, также при движеніи, онъ бываетъ сильнѣе, нежели при противныхъ сему обстоятельствахъ; симъ доказывается польза отъ движенія происходящая.

Произрастѣнія имѣютъ весьма важное вліяніе на составныя части воздуха. Замѣчено, что въ тѣни и вовремя ночи растѣнія испаряютъ углекислоту; по сей причинѣ онѣ могутъ быть вредны въ жилыхъ покояхъ и особливо въ спальняхъ, напротивъ онѣ всасываютъ углекислоту во время дня въ бóльшемъ количествѣ, нежели испаряютъ во время ночи и освобождая значительное количество кислотвора содѣйствуетъ улучшенію воздуха. Само собою разумѣется, что сіи явленія происходятъ во время вегетаціи растѣній; влажность и прохлада воздуха принадлежатъ также къ тѣмъ выгодамъ, кои происходятъ отъ растѣній. Посему принимая въ соображеніе, какое удовольствіе и пользу доставляетъ во время знойныхъ жаровъ лѣта прохладная тѣнь особливо въ большихъ городахъ, гдѣ воздухъ наполненъ различными испареніями, легко можно видѣть, какую выгоду можетъ приносить возращеніе большихъ деревъ въ такихъ мѣстахъ, гдѣ воспитанники могли бы проводить свободное отъ занятій время.

О вліяніи физическихъ свойствъ воздуха.

Давленіе воздуха бываетъ тѣмъ сильнѣе, чѣмъ атмосферный давящій насъ столбъ будетъ выше, то есть чѣмъ ниже мы будемъ находиться. Сія разность въ давленіи не бываетъ такъ ощутительна какъ обыкновенныя тяжести, коими тѣло наше обремѣняется.

Давленіе атмосфернаго воздуха дѣйствуя на всю поверхность тѣла укрѣпляетъ контрактивную силу жидкихъ частей, стремящихся изнутри кнаружи и удерживаетъ чрезъ то ихъ въ равновѣсіи. Соссюръ на горѣ Монбланъ при высотѣ до 500 тоазовъ не чувствовалъ никакой перемѣны, но восходя выше онъ получилъ трудное дыханіе, скорое кругообращеніе въ крови и самыя умственныя способности пришли въ безпорядокъ. Ибо при весьма значительномъ умаленіи воздушнаго давленія экспансивная дѣятельность организма превышаетъ контрактивную; посему сосуды будучи разслаблены наполняются растянутыми жидкостями; отъ чего являются кровотеченія.

При чрезвычайной высотѣ, что бываетъ различно въ различныхъ климатахъ и отъ различныхъ обстоятельствъ, человѣкъ не можетъ жить и растительный процессъ останавливается; обитатели же среднихъ высотъ бываютъ сильнѣе, крѣпче и наслаждаяся совершеннымъ здравіемъ достигаютъ глубокой старости; замѣчено, что самые частые примѣры долголѣтней жизни случаются въ мѣстахъ возвышенныхъ; не смотря на сіе, трудно рѣшительно сказать, есть ли это слѣдствіе воздушнаго давленія или зависитъ отъ особаго рода жизни горцевъ? впрочемъ доказано, что мѣста высокія благопріятствуютъ здоровью. Между прочимъ извѣстно, чѣмъ выше воздухъ, тѣмъ онъ бываетъ рѣже; слѣдовательно таковой воздухъ при одинаковомъ объемѣ содержитъ меньшее количество частицъ способныхъ для дыханія, нежели въ странахъ низменныхъ; отъ сего дыханіе тамъ весьма примѣтнымъ образомъ ускоряется; симъ объясняется, почему возвышенныя мѣста для людей, имѣющихъ слабую грудь, вредны и даже опасны и на оборотъ, для нихъ спасительны низменныя мѣста? Атмосферное давленіе уменьшается и отъ другихъ причинъ; къ нимъ относятся: водякыя испаренія сравнительно легчайшія воздуха, вѣтры, бури и проч.

О теплотѣ.

Температура воздуха обнаруживаетъ дѣйствіе на животную экономію болѣе видимымъ образомъ, нежели давленіе; ибо различіе, чувствуемое нами отъ двухъ противоположныхъ состояній температуры, гораздо явственнѣе нежели отъ воздушнаго давленія; равно перемѣны оныхъ бываютъ чувствительнѣе.

Теплота и холодъ суть два термина, коими мы выражаемъ два совершенно противоположныхъ состоянія температуры. Слова сіи впрочемъ выражаютъ только относительное состояніе нашихъ чувствованій къ внѣшнему міру. Для опредѣленія сихъ отношеній по степенямъ, мы имѣемъ (физическій инструментъ) термометръ, показывающій положительно степени измѣненія температуры, подобно какъ барометръ показываетъ различіе воздушнаго давленія.

Теплота развивается отъ дѣйствія солнца. Чѣмъ перпендикулярнѣе падаютъ лучи солнца на землю, тѣмъ сильнѣе они дѣйствуютъ на развитіе теплоты. По сей причинѣ лѣтомъ солнце болѣе возбуждаетъ теплоты. Теплота развивается на землѣ; она есть земнаго свойства; посему чѣмъ ближе къ землѣ, тѣмъ теплота сильнѣе; въ вышнихъ слояхъ атмосферы, удаленныхъ отъ земли очень холодно; ибо теплота существуетъ тамъ только по состоянію воздуха, который гораздо рѣже. Состояніе атмосферной теплоты зависитъ отъ разныхъ обстоятельствъ: отъ географическаго положенія земли; мѣста приближенныя къ Экватору имѣютъ бо́льшую; по мѣрѣ же приближенія къ полюсамъ, температура атмосферы уменьшается, такъ что близко къ полюсамъ чрезвычайный холодъ. Гренландія, Новая земля, даже Камчатка служатъ тому доказательствомъ. Отъ взаимнаго отношенія земной планеты къ солнцу происходитъ различіе между временами года, изъ коихъ преимущественную или, такъ сказать, крайнюю разность составляютъ зима и лѣто. Отъ болѣе или менѣе возвышеннаго положенія обитаемыхъ нами мѣстъ; на горахъ температура воздуха гораздо ниже; ибо воздухъ гораздо рѣже, развитіе теплоты меньше.

Дабы опредѣлительнѣе показать способы избѣгать вредоносныхъ вліяній температуры, нужно имѣть понятіе о дѣйствіи оной на животный организмъ.

Теплота имѣетъ свойство расширять тѣла ею проницаемыя. Дѣйствуя на организмъ увеличиваетъ экспансивную его сторону; посему сильное и продолжительное оной вліяніе наводитъ всеобщую слабость, изнуряетъ жизненныя силы и способствуетъ разрѣшимости организма. Мышицы отчасти теряютъ ихъ силу; испарина усиливается, уменьшая прочія отдѣленія; всеобщая слабость обнаруживается наклонностію ко сну.

Стужа дѣйствуетъ противоположнымъ образомъ; контрактивная сторона организма усиливается; жизненный процессъ возвышается; посему дыханіе становится сильнѣе, кровообращеніе живѣе, внутренняя теплота развивается съ большею силою; испарина значительно уменьшается, въ замѣну коей увеличиваются прочія отдѣленія; аппетитъ умножается во время холода, такъ какъ жажда во время жара.

Мышечныя волокны отъ холода сжимаются, почему организмъ получаетъ бо́льшую крѣпость. По сей причинѣ обитатели жаркихъ странъ слабѣе сѣверныхъ жителей. Чрезмѣрная стужа сначала усиливаетъ всѣ отправленія, потомъ наводитъ онѣмѣніе или оцѣпенѣлость всѣхъ членовъ.

Состояніе покоя или движенія имѣетъ вліяніе на температуру. Движеніе возвышая всеобщую въ организмѣ дѣятельность, развиваетъ внутреннюю теплоту; обратное состояніе, то есть покой, усыпляя органическую дѣятельность, препятствуетъ развитію внутренней теплоты. Посему люди во время холода отъ движенія согрѣваются, находясь же въ совершенномъ покоѣ скоро зябнутъ.

По разнороднымъ отношеніямъ температуры къ организму, при воспитаніи дѣтей преимущественно нужно обращать вниманіе на всеобщее расположеніе организма. Дѣти имѣющія слабую грудь, худощавыя, съ расположеніемъ къ катаррамъ, требуютъ теплаго содержанія. Посему полуденный край или теплый, въ семъ отношеніи представляетъ больше удобствъ для устройства публичныхъ заведеній, особливо для дѣтей слабой организаціи. Въ странахъ же сѣверныхъ, гдѣ зимы бываютъ жестоки и продолжительны, для сохраненія здоровья воспитанниковъ, по мѣрѣ возможности, должно ихъ приучать постепенно къ большой стужѣ, остерегаясь подвергать ихъ быстрымъ и слишкомъ противоположнымъ перемѣнамъ температуры; тогда вліяніе самаго холода дѣлается для нихъ благотворнымъ; ибо клѣтчатый составъ, равно и мышечныя волокны получаютъ бо́льшую контрактивность; дѣятельность вообще умножается и развитіе организаціи бываетъ совершеннѣе. На сей конецъ слабыя дѣти одѣваются теплѣе прочихъ; пища для нихъ въ холодное время менѣе изобильна, но болѣе питательная; обремененіе желудка въ слабыхъ дѣтяхъ скорѣе влечетъ разстройство въ системѣ пищеварительныхъ органовъ. Впрочемъ воспитанники всегда должны быть охраняемы отъ дѣйствія сильной стужи; ибо чрезмѣрная стужа дѣйствуетъ на нихъ вредоносно; будучи подвергаемы оной, они получаютъ различные недуги, либо прилитіе крови къ легкимъ, коего обыкновеннымъ послѣдствіемъ бываетъ острое или хроническое воспаленіе оныхъ, болѣзнь весьма часто поражающая дѣтей, или процессъ кожи, то есть испареніе, нарушается; всасывающіе и испаряющіе сосуды отъ сильнаго холода или даже умѣреннаго, но слишкомъ продолжительно дѣйствующаго, спазмодически стягиваются, отъ чего отдѣленія кожи останавливаются, и влекутъ за собою всеобщее нарушеніе въ животной экономіи. Ибо по мѣрѣ уменьшенія дѣятельности въ кожѣ, по закону противоположности, увеличивается дѣятельность во внутреннихъ органахъ; усиливается ихъ отправленіе, возвышается чувствительность, самое кругообращеніе крови ускоряется; откуда воспаленія внутреннихъ органовъ, ревматизмы и катаральныя пораженія имѣютъ свои начала.

О свѣтѣ.

Свѣтъ непосредственно происходитъ отъ солнца. Свѣтъ, кромѣ возбужденія теплоты, имѣетъ великое вліяніе на животный организмъ. Дѣйствіемъ свѣта возбуждается жизненный процессъ не токмо въ животныхъ, но и въ растѣніяхъ; замѣчено, что растѣнія всегда имѣютъ направленіе къ свѣту;

ибо влиянiемъ онаго происходитъ дыхательный процессъ растѣнiй, состоящiй въ развитiи кислотворнаго гаса и освобожденiи углекислоты, отъ сего же зависитъ и самый растительный ихъ процессъ; равно и животныя при влiянiи свѣта имѣютъ гораздо дѣятельнѣйшую жизнь; живототворенiе совершается лучше, ращенiе происходитъ быстрѣе и совершеннѣе. Люди лишенные свѣта, заключенные въ тюрьмахъ получаютъ блѣдный цвѣтъ, слабѣютъ въ силахъ, пищеваренiе у нихъ портится, раздражительность и чувствительность умаляются, вырабатыванiе питательнаго сока и превращенiе онаго въ животную массу слабѣетъ, отъ чего являются худосочiя и истощенiя; и на оборотъ, усиленное влiянiе свѣта, равно слишкомъ продолжительное онаго дѣйствiе, чрезмѣру возвышаетъ жизнедѣятельность, увеличиваетъ чувствительность; отъ чего раждаются воспалительныя и нервныя болѣзни.

Свѣтъ дѣйствуя продолжительно на кожу, придаетъ оной черноватый цвѣтъ.

Слабыя дѣти, чаще должны находиться подъ вліяніемъ свѣта; тогда ращеніе ихъ и развитіе даже умственныхъ способностей быстрѣе происходитъ. Ибо нервная система, образовавшаяся въ органическомъ мірѣ въ значеніи свѣта, находится съ солнечнымъ свѣтомъ въ ближайшемъ соотношеніи. Посему дѣйствіемъ свѣта на организмъ возбуждается дѣятельность нервной системы; при ясной погодѣ человѣкъ дѣлается веселѣе; дурная погода наводитъ уныніе.

Главное дѣйствіе свѣта происходитъ въ нашемъ органѣ зрѣнія. Посредствомъ свѣта внѣшніе предметы передаются общему чувствилищу. Сильный и яркій свѣтъ утомляетъ зрѣніе; слабый слишкомъ напрягая дѣятельность органовъ зрѣнія также вредитъ; то и другое можетъ быть причиною слѣпоты, только дѣйствуя противоположнымъ образомъ.

Объ електричествѣ.

Взаимнымъ треніемъ двухъ разнородныхъ тѣлъ возбуждается особливая сила или дѣятельность, обнаруживающаяся притягиваніемъ веществъ, не бывшихъ съ оными въ прикосновеніи, и потомъ оныхъ отталкиваніемъ. Таковое явленіе зависитъ отъ електрическаго процесса. Електрическій процессъ состоитъ въ безпрестанномъ напряженіи двухъ разнородныхъ тѣлъ, стремящихся къ нарушенію полярной противоположности и къ обратному возстановленію оной. Сей процессъ распространенъ по всей природѣ; при извѣстныхъ нѣкоторыхъ обстоятельствахъ онъ въ природѣ преизбыточествуетъ, а отъ другихъ електрическое напряженіе вещей уменьшается. Сухой воздухъ и ясная погода возвышаютъ атмосферное електричество; влажное состояніе атмосферы уменьшаетъ оное.

Дѣйствіе електричества на органическую природу есть возбуждающее; оно возвышаетъ дѣятельность какъ растительной, такъ и животной жизни. Избытокъ електрическаго напряженія въ воздухѣ, что при ясной погодѣ бываетъ, обнаруживается въ организмѣ ускореннымъ кругообращеніемъ крови, живостію всѣхъ чувствованій, особою наклонностію къ дѣятельности. При сильномъ електрическомъ онаго состояніи, гдѣ оно, такъ сказать, стремится уже къ разрѣшенію, нервы живѣе поражаются; отъ чего нервные люди предъ грозою чувствуютъ тоску и безпокойство. Изъ главныхъ вліяній електричества на организмъ видно, что умѣренно електрическое напряженіе умножаетъ жизнедѣятельность; дѣти при таковомъ состояніи атмосферы здоровѣе.

Електричество атмосферное разрѣшаясь, производитъ молнію и громъ. Сіи два физическія явленія, будучи не всѣми постигаемы въ прямомъ смыслѣ, передаются дѣтямъ въ различныхъ видахъ; расказы ужасныхъ отъ онаго послѣдствій дѣлаютъ дѣтей пугливыми и малодушными; каковое впечатлѣніе, съ младѣйчества имъ внушенное, оставляетъ слѣды чрезъ цѣлую жизнь; отъ чего люди пожилые, получившіе уже правильное понятіе о семъ, не перестаютъ бояться; у нѣкоторыхъ же дѣтей испугъ грома причиняетъ трепетаніе сердца, обмороки, судороги и даже падучую болѣзнь. Почему во время молніи и грома мы не должны дѣтей оставлять въ недоумѣніи, но стараться внушать имъ, что это есть естественное дѣйствіе въ природѣ, возбраняя при семъ расказы нещастныхъ произшествій громомъ причиняемыхъ; тогда ужасное чувствованіе при появленіи грома истребится и дитя будетъ оставаться совершенно покойнымъ въ продолженіи самой жестокой грозы.

О примѣсяхъ атмосфернаго воздуха.

Воздухъ всегда бываетъ наполненъ болѣе или менѣе посторонними веществами, по различію коихъ онъ различнымъ образомъ дѣйствуетъ на органическую природу.

Случайныя и всегдашнія составныя онаго части, суть: вода превращающаяся въ тончайшіе пары, различные гасы и испаренія.

Водяныя испаренія составляютъ всегдашнюю и необходимую примѣсь атмосфернаго воздуха. Онѣ тѣсно смѣшиваясь съ воздухомъ, по мѣрѣ бо́льшаго или меньшаго содержанія своего, измѣняютъ отношеніе воздуха къ организму и будучи легче атмосфернаго воздуха уменьшаютъ степень давленія атмосферы; по сей причинѣ ртуть въ барометрѣ при дурной погодѣ опускается; разрѣшаютъ електрическое напряженіе; посему влажный воздухъ дѣйствуя на организмъ, отчасти ослабляетъ жизнедѣятельность; при сильномъ зноѣ, влажный воздухъ наводя всеобщее разслабленіе, влечетъ съ собою разстройство пищеварительныхъ органовъ съ наклонностію къ разрѣшимости; послѣдствіемъ сего бываютъ поносы простые и кровавые. Влажный и холодный воздухъ, будучи еще проницательнѣе, дѣйствуетъ болѣе вредоноснымъ образомъ на отправленіе кожи; слѣдствіемъ сего бываетъ сильная простуда и воспаленіе внутреннихъ органовъ.

Сухой воздухъ дѣйствуетъ обратнымъ образомъ; онъ умножаетъ органическую жизнедѣятельность; мышицы получаютъ большую крѣпость, кровь приобрѣтаетъ болѣе волокнистаго начала, чувствительность и раздражительность значительно умножаются. Воздухъ холодный и влажный ослабляя экспансивную дѣятельность жизненнаго процесса угнѣтаетъ совершенно контрактивную его силу; при сухости атмосферы оказывается обратное сему дѣйствіе. Посему въ послѣднемъ случаѣ раждаются болѣзни отъ умноженной дѣятельности происходящія. Дѣти отъ природы имѣющія слабую грудь, одаренныя большою раздражительностію при возвышенной чувствительности удобнѣе воспринимаютъ вредоносныя вліянія сухаго воздуха; напротивъ влажный воздухъ, умягчая раздражительность и усыпляя усиленную чувствительность дѣйствуетъ на таковыхъ благотворнымъ образомъ; для рожденныхъ же съ тупою чувствительностію и малою раздражительностію—сложенія флегматическаго сухой воздухъ полезнѣе.

Къ самымъ вреднымъ или даже убійственнымъ примѣсямъ воздуха относятся различныя испаренія, развивающіяся отъ гніенія органическихъ тѣлъ. Къ симъ вредоноснымъ началамъ преимущественно относятся: азотъ, сѣрный, углекислый, угле-и сѣроводородный гасы, аммiакъ и нѣкоторые другіе, кои ни сами по себѣ, ни въ соединеніи съ кислотворомъ не способны ни къ дыханію, ни къ горѣнію; они соединясь съ другими животными и растительными испареніями распространяютъ гнилость въ атмосферѣ и дѣйствуютъ вредоноснымъ образомъ на организмъ. Таковыя развитія преимущественно бываютъ во время жаровъ. Онѣ подавляютъ растительный процессъ, ослабляютъ чувствительность и раздражительность, угнѣтаютъ отправленія всѣхъ органовъ.

Чистота воздуха составляетъ весьма важное обстоятельство особливо для сохраненія еще не укрѣпившагося дѣтскаго организма. Посему соблюденіе чистоты и опрятности въ домахъ опредѣленныхъ для воспитанія юношества, содержаніе чистаго и безпрерывно возобновляемаго въ жилыхъ комнатахъ воздуха, удаленіе отъ оныхъ всѣхъ мѣстъ, могущихъ развивать таковыя испаренія, принадлежитъ къ необходимымъ условіямъ для сохраненія здоровья дѣтей.

О противодѣйствіяхъ вліяніямъ атмосфернымъ.

Дабы отвратить вредоносныя дѣйствія атмосферныхъ вліяній на организмъ, съ коими онъ въ безпрерывномъ и необходимомъ отношеніи находится, природа снабдила человѣка многими способами, могущими по мѣрѣ нужды возвышать или ослаблять силу сихъ внѣшнихъ вліяній. Сей классъ пособій собственно составляетъ средства діэтетическія, кои объемлютъ весьма разнообразныя вещи, клонящіяся или къ охраненію только отъ внѣшнихъ дѣйствій, или къ поддержанію матеріяльнаго бытія организма, или наконецъ къ возбужденію и раздраженію органической дѣятельности. Посему всѣ діэтетическія средства раздѣлить можно на три разряда.

Къ первому разряду принадлежатъ тѣ вещества, кои служатъ къ ослабленію вредоносныхъ вліяній внѣшняго міра. Организмъ находясь во всегдашней взаимной дѣятельности съ внѣшнимъ міромъ противостоитъ дѣйствію онаго; на семъ общемъ противодѣйствіи основанъ способъ и продолженіе органической жизни. Не всегда внутреннія силы достаточны противодѣйствовать силѣ внѣшнихъ какъ динамическихъ такъ и физическихъ дѣйствій; человѣкъ имѣя ближайшія соотношенія со всѣмъ его окружающимъ имѣетъ и способы, не зависимо отъ внутреннихъ своихъ силъ, ослаблять сіи дѣйствія и защищать свою самобытность; къ симъ охраняющимъ средствамъ принадлежатъ домы употребляемыя для жилища и разные роды платья.

Второй разрядъ объемлетъ тѣ физическія средства, кои внутренними своими качествами служатъ къ поддержанію жизни органической. Онѣ химическимъ и динамическимъ образомъ вступая во взаимную связь съ органическою матеріею служатъ оной возстановленіемъ. Сюда относятся всѣ питательныя вещества равно и питье.

Третій разрядъ заключаетъ въ себѣ всѣ какъ внѣшнія такъ и внутреннія дѣйствія, клонящіяся къ возбужденію органической дѣятельности и къ возвышенію оной; имѣющія предметомъ какъ физическое бытіе такъ и умственную сферу человѣческаго организма; сюда относятся различныя движенія тѣла, чувства, страсти и умственныя способности.

О домахъ назначаемыхъ для жилища дѣтей.

Выборъ жилища для дѣтей весьма важное составляетъ обстоятельство. Ибо мѣстность домовъ, въ коихъ живутъ воспитанники, имѣетъ вліяніе на самое развитіе ихъ организма. Мы знаемъ, что состояніе атмосферы зависитъ отъ окружающихъ ее веществъ; смежность воды дѣлаетъ ее влажною; мѣста открытыя, не окруженныя горами даютъ свободное теченіе воздуху и проч.; посему предполагая назначить мѣсто для дома, предназначеннаго ко вмѣщенію воспитывающихся дѣтей, должно имѣть весьма многія обстоятельства въ предметѣ.

Лучше избирать мѣсто внѣ города, если бы это исполненіе было возможно. Ибо чистота воздуха, какую можно имѣть внѣ города, всегда оказываетъ спасительное вліяніе на здоровье дѣтей; но какъ сіе едва ли всегда удобо-исполнимо, то по крайней мѣрѣ избирать въ городѣ мѣста менѣе многолюдныя и имѣющія большія и широкія улицы; поелику въ нихъ воздухъ менѣе сгущается; имѣя свободнѣйшее теченіе, менѣе бываетъ наполненъ тяжелыми испареніями, обнаруживающими вредныя дѣйствія на животный организмъ. Предпочтительнѣе должны на сей конецъ избираться мѣста возвышенныя, ибо вредныя испаренія всегда занимаютъ самой нижній слой атмосферы. Въ странахъ холодныхъ полезнѣе будетъ, если горы или другія возвышенныя мѣста, могущія препятствовать сильному стремленію вѣтровъ, будутъ находиться впереди, то есть въ такомъ отношеніи, чтобы онѣ могли служить во время жестокой стужи защитою отъ сѣвернаго вѣтру. Въ странахъ жаркихъ избирается мѣсто поблизости рѣки; ибо вода въ знойные дни испаряясь, даетъ прохладу; но въ томъ и другомъ случаѣ, должно по возможности удаляться мѣстъ болотистыхъ. Ничто столько не вредитъ здоровью человѣческому, какъ воздухъ наполненный мефитическими гасами, развивающимися въ болотистыхъ мѣстахъ; ибо онъ будучи смѣшенъ съ гнилостными произведеніями умершихъ растѣній и животныхъ, и насыщенъ водяными испареніями дѣлается совершенно не способенъ къ поддержанію органической жизни; вообще болотистыя мѣста во время знойныхъ жаровъ произраждаютъ обильно убійственные гасы; во время же холода влажностію своею придавая проницательность атмосферѣ усиливаютъ расположеніе тѣла къ простудамъ; по сей причинѣ въ таковыхъ мѣстахъ раждаются часто перемежающіяся лихорадки, цынга, разныя сыпи и разстройство внутреннихъ отправленій.

Устройство самаго дома смотря по обширности заведенія, по цѣли его и по другимъ особеннымъ обстоятельствамъ бываетъ различно; не смотря на сіе есть обще-полезныя выгоды, которыя должны быть всегда при новомъ построеніи соблюдаемы. Домъ назначенный для значительнаго числа воспитанниковъ, долженъ быть не менѣе какъ о двухъ этажахъ или отдѣленіяхъ; нижнее отдѣленіе предоставляется на устройство кухни съ принадлежащими къ ней частями; кухня должна быть совершенно отдѣлена отъ прочихъ комнатъ, дабы кухонной воздухъ, всегда насыщенный различными испареніями, не имѣлъ непосредственнаго отношенія съ прочими комнатами. Поблизости кухни комната для ванны или и самая баня, если всѣ удобства къ тому позволяютъ. Симъ образомъ облегчается способъ доставленія воды и другихъ для сего потребностей. Въ нижнемъ же этажѣ могутъ быть залы для танцовъ или фехтованья и даже самые классы; ибо во всѣхъ сихъ случаяхъ дѣти остаются только на нѣкоторое время; но отнюдь не должны быть въ нижнемъ отдѣленіи спальни, въ коихъ дѣти должны проводить большую часть своего времени; поелику воздухъ въ нижнемъ этажѣ всегда болѣе или менѣе наполненъ посторонними веществами; равнымъ образомъ сырость изъ подполья происходящая, такъ какъ и смежность съ кухонною комнатою, распространяя различныя испаренія, портитъ воздухъ и дѣлаетъ оный не способнымъ къ дыханію; на сей конецъ приличнѣе и полезнѣе употребить для жилья дѣтей второй этажъ, то есть верхнее отдѣленіе.

Устройство дѣтскихъ спальней, гдѣ предполагается имѣть много воспитанниковъ, должно быть таково, чтобы при осмотрѣ оныхъ тотчасъ все можно было видѣть. Для сего онѣ устроиваются по длинѣ зданія такимъ образомъ, что бы между оными былъ теплый корридоръ, въ которой онѣ непосредственно или чрезъ стеклянныя двери открываются; въ семъ случаѣ инспекторы или другіе, коимъ порученъ надзоръ особливо въ ночное время надъ воспитанниками, при обзорѣ своемъ весьма быстро и вѣрно могутъ пробѣгать и видѣть положеніе и самой родъ занятія каждаго изъ воспитанниковъ.

Спальни должны имѣть сколько возможно болѣе свѣту; ибо свѣтъ содѣйствуетъ чистотѣ воздуха; для сего нужно имѣть по возможности болѣе окошекъ снабженныхъ вентиляторами, посредствомъ коихъ бы можно было приводить комнатный воздухъ въ соотношеніе съ наружнымъ; форточки нынѣ употребляемыя во многихъ заведеніяхъ не имѣютъ особаго преимущества. Число кроватей для помѣщенія воспитанниковъ не должно быть слишкомъ велико; при большомъ помѣщеніи скоро портится воздухъ, особливо въ низкихъ комнатахъ, что наипаче бываетъ во время ночи; по сей причинѣ, я полагаю, весьма бы полезно было въ большихъ заведеніяхъ, когда воспитанники въ утренніе часы оставляютъ свои спальни для слушанія учителей, дѣлать кислыя куренія въ оныхъ, дабы симъ образомъ очистить совершенно воздухъ, зараженный въ ночное время различными испареніями. Куренія сіи очень просты: для сего нужны поваренная соль и селитреная или даже купоросная кислота; насыпавъ въ стекляный сосудъ съ узкимъ отверстіемъ поваренной соли, прибавить нѣсколько изъ сказанныхъ кислотъ, тогда отдѣляющіеся пары неутрализируя мефитическіе гасы, способствуютъ совершенному очищенію воздуха.

Отопленіе комнаты не менѣе важно особливо въ зимнее время. Комнатная температура не должна превышать 15° по Реом.; сія теплота признана самою способною; во всякомъ случаѣ нарушеніе оной вредно; уменьшенная степень теплоты не можетъ согрѣвать, посему дѣти зябнутъ и скучая ихъ положеніемъ не могутъ спокойно заниматься въ свободное отъ классовъ время изученіемъ своихъ уроковъ. Теплота слишкомъ превышающая помянутую температуру разслабляетъ организмъ и сильно располагаетъ его къ простудѣ; ибо дѣти находясь въ слишкомъ теплом҃ъ мѣстѣ и выходя на свободный воздухъ, разумѣется въ зимнее время, получаютъ сильную воспріимчивость къ простуднымъ и даже воспалительнымъ болѣзнямъ; по сей-то причинѣ мы видимъ, что при наступленіи зимы число больныхъ въ учебныхъ заведеніяхъ значительно увеличивается; кашель и простудныя лихорадки, а не рѣдко воспаленія легкихъ, въ сіе время преимущественно появляются. Для опредѣленія степени теплоты въ комнатахъ должно имѣть термометры.

Сообразно величинѣ дома, обширности самаго заведенія долженъ быть болѣе или менѣе пространенъ и самый дворъ. Чѣмъ обширнѣе дворъ, тѣмъ больше представляетъ удобствъ. Но къ главнѣйшей принадлежности дома для вмѣщенія воспитанниковъ предназначеннаго относится садъ, въ коемъ бы дѣти въ продолженіи отдыха, особливо во время знойнаго лѣта могли пользоваться свободнымъ и прохладнымъ воздухомъ. Садъ во время лѣтнихъ знойныхъ дней спасительное оказываетъ дѣйствіе; освѣжая воздухъ придаетъ свѣжесть и самой организаціи. Не льзя умолчать здѣсь о пользѣ загородной жизни для дѣтей въ продолженіи лѣта; чистота и свѣжесть сельской атмосферы, свободная и не принужденная жизнь даютъ совсѣмъ другое направленіе жизненной дѣятельности; весьма спасительно обыкновеніе, которому слѣдуютъ почти всѣ заведенія, освобождать дѣтей отъ ученія въ лѣтнее жаркое время на мѣсяцъ и болѣе; ибо жары, по физическому свойству теплоты и динамическому ее на организмъ вліянію, сильно разслабляютъ физическія и умственныя силы человѣка. Симъ-то временемъ родители и всѣ тѣ, коимъ ввѣрено воспитаніе дѣтей, должны воспользоваться, предоставивъ дѣтямъ наслажденіе чистымъ воздухомъ и разсѣянною жизнію. Полезно отправлять воспитанниковъ на сіе время въ деревню или по крайней мѣрѣ въ загородные домы, гдѣ бы они время, собственно имъ принадлежащее, могли посвятить невиннымъ дѣтскимъ удовольствіямъ.

Весьма благоразумно Правительство установило нащетъ военныхъ заведеній, чтобы дѣти въ назначенное для каникулъ время по примѣру всѣхъ военныхъ людей, выходили въ поле лагеремъ; кромѣ пользы, происходящей отъ чистоты воздуха, онѣ начинаютъ знакомиться ближе съ простою, для военнаго человѣка необходимою, жизнію. Желательно только, чтобы палатки назначенныя для дѣтей и обыкновенно безъ полу нынѣ строющіяся, были по крайней мѣрѣ усыпаны пескомъ; ибо тогда сырость, происходящая отъ грунтовой земли, уменьшится; песокъ имѣя свойство всасывать влагу будетъ значительно содѣйствовать сухости воздуха, а слѣдовательно симъ образомъ отвратятся простудные и ревматическіе недуги, которые весьма сильно могутъ поражать организмъ.

Чистота и опрятность во всякомъ домѣ составляютъ весьма важныя обстоятельства въ хозяйственномъ быту, но еще большей важности въ заведеніяхъ, назначенныхъ для воспитанія юношества. Посему не льзя не упомянуть объ отходныхъ мѣстахъ; составляя необходимую принадлежность для всѣхъ домовъ онѣ преимущественное должны обращать на себя вниманіе; гнилыя испаренія, освобождающіяся изъ оныхъ, смѣшиваясь съ воздухомъ всасываются кожею, поглащаются дыхательными и пищеварительными путями и симъ образомъ проницая внутренніе органы могутъ производить весьма важныя болѣзни; къ особливымъ свойствамъ относится то, что сіи испаренія, по замѣчанію славнаго Рамацини, медленнымъ образомъ предрасполагаютъ къ желудочно-кишечнымъ воспаленіямъ. Безъ сомнѣнія сіе относится преимущественно къ тѣмъ случаямъ, гдѣ сіи испаренія въ большомъ количествѣ сгущаясь дѣйствуютъ на организмъ.

Дабы отвратить мефѣтическое вліяніе сихъ испареній, давно уже занимались улучшеніемъ устройства отходныхъ мѣстъ, но всѣ до сихъ поръ принятыя мѣры не достигали предполагаемой цѣли; въ послѣднее время изобрѣтеніе устроенія сихъ мѣстъ такимъ образомъ, что вода сообщаемая посредствомъ особливой машины, обмываетъ и уноситъ всю нечистоту чрезъ проведенныя трубы въ близлежащую рѣку или каналъ, въ полной мѣрѣ удовлетворило всеобщему желанію; но сіе устроеніе будучи сопряжено съ значительными издержками, не вездѣ и не для всѣхъ удобоисполнимо; посему можно совѣтывать для улучшенія строить отходныя мѣста круглой фигуры, а не четвероугольной, съ открытою трубою на верху, при чемъ поддерживать огонь въ сдѣланномъ на сей конецъ каминѣ, имѣющемъ съ трубою сообщеніе; симъ образомъ испаренія, частію стремленіемъ воздуха будутъ уноситься, а частію при содѣйствіи пламени, притягивающаго сіи гасы всегдашнимъ расширеніемъ воздуха, онѣ будутъ разрушаться. Посыпаніе угля и извѣсти въ сихъ мѣстахъ также весьма полезно.

Всякое заведеніе имѣющее значительное число воспитанниковъ, должно имѣть особенную для заболѣвшихъ комнату. Въ заведеніяхъ же устроенныхъ Правительствомъ толико пекущимся о благосостояніи общественномъ, всегда имѣется нарочито устроенный на сей конецъ лазаретъ, расположеніе и обширность котораго должны зависѣть отъ количества предполагаемыхъ больныхъ. Вообще лазаретъ долженъ быть удаленъ отъ спальней воспитанниковъ, дабы они не могли быть въ непосредственномъ съ больными отношеніи; равно больные трудные, особливо съ болѣзнями прилипчивыми требуютъ совершенно отдѣльной для себя комнаты. Строгій присмотръ, чистота, особенная дѣятельность искуснаго и опытнаго врача, на коего непосредственно возлагаютъся заботы и попеченіе о здоровьѣ воспитанниковъ, суть необходимыя при семъ условія.

Объ одѣяніи.

Цѣль одѣянія весьма опредѣлительна; умѣрять холодъ, возвышать теплоту, защищать отъ дѣйствія влажности, содержать во всегдашней чистотѣ и опрятности наше тѣло, вотъ истинное предназначеніе вообще одѣянія. Природа снабдила насъ къ сему многоразличными способами, а необходимость научила, какъ благоразумнымъ образомъ пользоваться оными. Одѣяніе составляетъ вторую, такъ сказать, поверхность человѣческаго организма; оно находясь въ безпрестанной связи съ человѣческимъ составомъ учавствуетъ въ животной его экономіи. По мѣрѣ физическихъ свойствъ тѣхъ веществъ, изъ коихъ одѣяніе состоитъ, оно большую или меньшую имѣетъ силу и на самой организмъ; слѣдовательно различное отношеніе одѣянья къ организму зависитъ отъ различнаго качества самыхъ веществъ, изъ которыхъ платья приготовляются. Опытомъ дознано, что самый худой проводникъ теплоты есть шелкъ, посему шелковыя платья долѣе всѣхъ могутъ удерживать теплоту; за симъ непосредственно слѣдуютъ и весьма небольшою степенью разнятся матеріи шерстяныя, куда относятся всякаго рода сукна; гораздо слабѣе удерживаютъ теплоту матеріи бумажныя, льняныя, а всѣхъ менѣе конопляныя; не только матерія, но и самый цвѣтъ оной имѣетъ вліяніе на содержаніе теплоты; бѣлый цвѣтъ, красный и другіе яркіе цвѣты менѣе всего проводятъ теплоту и напротивъ черный, фіолетовый и темнозеленый суть хорошіе проводники теплоты, какъ доказалъ Румфордъ; изъ сего ясно видно, что во время зимы полезнѣе приготовлять изъ шерстяной и шелковой матеріи, болѣе или менѣе яркаго цвѣта платья; между тѣмъ какъ бумажныя, льняныя и конопляныя матерїи темнаго цвѣта приличнѣе употреблять въ лѣтнее время; въ странахъ полуденныхъ бумажная матерїя составляетъ почти всеобщее употребленїе.

Вообще одѣянїе наше можно раздѣлить на два главныхъ разряда: на внутреннее или нижнее платье и наружное или верхнее. Къ первому разряду относятся тѣ только, кои непосредственно прилежатъ къ поверхности тѣла; онѣ не столько служатъ къ удержанїю внутренней теплоты, сколько для содержанїя всегдашней опрятности нашего тѣла. Онѣ воспринимая изнутри органическїя испаряемыя матерїи препятствуютъ проницающей сквозь верхнее платье пыли доходить до самой поверхности тѣла. Сюда относятся: рубашка или сорочка, подштанники и чулки или корпетки.

Рубашки обыкновенно приготовляются изъ льнянаго или коноплянаго холста, но въ недавнїя времена нѣкоторыя начали употреблять и бумажныя матерїи какъ то: коленкоръ, ситецъ и проч. для постройки бѣлья. Многіе даже предпочитаютъ оные приготовленнымъ изъ льнянаго или конoплянаго холста; но сіе происходитъ не отъ пользы отсюда происходящей, а отъ одного щегольства. Несравненно предпочтительнѣе для дѣтей строить рубашки изъ холста, ибо въ такомъ случаѣ рубашка не будучи слишкомъ мягка плотнѣе прилегаетъ къ тѣлу. Не должно употреблять для воспитывающихся дѣтей чрезмѣрно тонкаго бѣлья; поелику тѣло, находясь ежедневно въ соприкосновеніи съ оной, слишкомъ рано приучается къ нѣгѣ, такъ что въ послѣдствіи времени оно не можетъ переносить грубѣйшаго бѣлья. Посему дѣтскія рубашки, приготовляемыя изъ конoплянаго полотна гораздо полезнѣе; онѣ при мытіи будучи вывариваемы въ щелокѣ получаютъ особой родъ жесткости, которая раздражая кожу возбуждаетъ въ ней дѣятельность и уменьшаетъ воспріимчивость вредоносныхъ вліяній атмосферы.

При построеніи дѣтскихъ рубашекъ смотрѣть надобно, чтобы воротникъ былъ широкъ; ибо дѣти безпрестанно растутъ, причемъ и объятность шеи увеличивается, сжатіе которой устремляетъ кровь къ головѣ, отъ чего происходятъ головоболѣніе и кровотеченіе изъ носу. Главная польза отъ рубашки состоитъ въ чистотѣ и опрятности тѣла, неопрятное содержаніе коего располагаетъ къ чесоткѣ и другимъ накожнымъ болѣзнямъ; посему весьма полезно перемѣнять оную лѣтомъ не менѣе двухъ разъ въ недѣлю, ибо въ жаркіе лѣтніе дни умноженная испарина осядаетъ на рубашкѣ и скорѣе оную грязнитъ; между тѣмъ какъ зимою достаточно перемѣнять однажды.

Подштаники принадлежатъ болѣе къ зимнему платью, хотя нынѣ вошло уже во всеобщее обыкновеніе носить оные даже и въ лѣтнее время. Онѣ непосредственно служатъ для прикрытія нижней половины туловища и ногъ. Онѣ всегда почти дѣлаются изъ конопляннаго, а рѣдко изъ льнянаго холста; въ зимнее время кромѣ содѣйствія теплотѣ и опрятности онѣ защищаютъ отъ непріятнаго тренія панталонъ. При устройствѣ оныхъ гораздо лучше вмѣсто пояса или тесемокъ для завязыванія употреблять пуговицы какъ въ верху около таза такъ въ низу около ногъ, остерегаясь какъ можно, чтобы крѣпко не затягивать; чрезмѣрное затягиваніе препятствуя кругообращенію крови, устремляетъ оную къ внутреннимъ органамъ, и симъ образомъ располагаетъ къ весьма важнымъ болѣзнямъ.

Чулки обыкновенно приготовляются изъ конопляной нити, часто изъ бумажной и весьма въ рѣдкихъ случаяхъ изъ шерстяной; лучше вмѣсто чулокъ строить корпетки или получулки; но во всякомъ случаѣ предпочтительнѣе должно употреблять бѣлевые и бумажные, отнюдь не шерстяные, ибо сіи послѣдніе чрезмѣру раздражая кожу, располагаютъ оную ко всегдашнему испаренію, отъ чего у дѣтей ноги потѣютъ, получаютъ смрадный запахъ и опрѣлость; кромѣ сихъ невыгодъ онѣ могутъ быть причиною скорой воспріимчивости простудныхъ болѣзней, ибо дѣти приучившись ко всегдашней теплотѣ изнѣживаются и при малой перемѣнѣ температуры, особливо при намоченіи ногъ, получаютъ простуду; посему полезнѣе даже въ зимнее время носить бѣлевые или бумажные корпетки; симъ образомъ отвращается у дѣтей неумѣренная испарина и дурной запахъ, а равно уменьшается воспріимчивость къ вредоноснымъ вліяніямъ холода и влажности, коимъ дѣти каждодневно подвергаются. Одинъ Англинской писатель увѣряетъ даже, что полезно обмывать ноги ежедневно холодною водою и носить тонкую обувь, которая бы несовершенно защищала отъ холода и сырости, дабы симъ образомъ съ дѣтства приучить къ перенесенію внѣшнихъ вліяній; съ симъ однакожъ не льзя согласиться; прежде нежели дитя можетъ привыкнуть къ таковымъ вліяніямъ, долженъ будетъ подвергнуться многоразличнымъ болѣзнямъ, имѣющимъ начало отъ простуды.

Для дѣтей предпочтительнѣе должно употреблять корпетки или получулки; ибо онѣ не требуютъ особенныхъ подвязокъ, какъ сіе бываетъ при чулкахъ; между тѣмъ какъ таковое употребленіе подвязокъ для дѣтей не безвредно; ибо какъ выше такъ и ниже колѣна, имѣютъ положеніе многіе кровеносные сосуды, кои будучи сжаты препятствуютъ свободному кровообращенію и симъ причиняютъ отекъ ногъ, изнуреніе оныхъ и другіе недуги.

Галстухъ и перчатки находятся также въ непосредственномъ отношеніи къ нашему тѣлу. Нѣкоторые изъ писателей возстаютъ противъ обыкновенія носить повязанный платокъ вокругъ шеи, не находя здѣсь никакой достаточной Медицинской причины къ употребленію оныхъ; въ чемъ нельзя согласиться. Шея по свойству организаціи снабжена тонкою, нѣжною и весьма чувствительною кожею, которая удобно поражается отъ холода и сырости. Нѣтъ сомнѣнія, что для малолѣтныхъ дѣтей находящихся безпрестанно въ комнатахъ, или выходящихъ только во время хорошей лѣтней погоды повязываніе на шею платка было бы излишне, но въ зимнее холодное или осеннее сырое время и равно въ таковыя же лѣтнія неблагопріятствующія здоровью дни весьма вредно нынѣшнее почти всеобщее обыкновеніе позволять дѣтямъ ходить имѣя открытыми шею и грудь; симъ образомъ онѣ подвергаясь простудѣ получаютъ насморки, катарры въ легкихъ, нерѣдко оканчивающіеся самою чахоткою. Впрочемъ таковое обыкновеніе ограничивается только частными домами; въ заведеніяхъ же публичныхъ повязываніе около шеи платка сдѣлалось повсемѣстнымъ и общественнымъ.

Къ числу неудобствъ происходящихъ отъ галстуха относится сжатіе большихъ сосудовъ, имѣющихъ положеніе свое на шеѣ; отъ чего кровь устремляясь къ головѣ производитъ головныя боли, шумъ въ ушахъ, кровотеченіе изъ носу и даже располагаетъ къ апоплексическому удару; но сіе происходитъ только при сильномъ прижатіи, каковое дѣлается иногда изъ подражанія принятому обыкновенію; слѣдовательно не галстухъ защищающій насъ отъ вредоносныхъ вліяній, но способъ повязыванія его можетъ имѣть вредныя дѣйствія; посему обязанностію поставить должно воспитателямъ дѣтей назидать, чтобы шея нимало не стѣснялась при повязываніи платка.

Перчатки принадлежатъ къ платью, опрятность поддерживающему; онѣ не составляютъ существенной необходимости для употребленія; ибо кожа, каковою покрыта наша кисть ручная, есть толста и къ внѣшнимъ вліяніямъ мало чувствительна; посему введеніе оныхъ во время лѣта есть слѣдствіе образованнаго вкуса людей; употребленіе же оныхъ на сѣверѣ во время зимы по причинѣ жестокихъ холодовъ необходимо; впрочемъ употребленіе ихъ не влечетъ никакихъ неудобствъ; слѣдовательно можно оное предоставлять на волю каждаго, гдѣ не имѣется надобности соблюдать точнаго единообразія въ одѣяніи.

Говоря вообще о нижнемъ платьѣ должно замѣтить, какъ уже было мною сказано, что постройка онаго должна быть производима изъ льняной, конопляной или бумажной матеріи; сіи вещества суть самыя удобнѣйшія; но есть случаи, которые требуютъ изъятій изъ общихъ правилъ; дѣти слабыя, особливо подверженныя груднымъ припадкамъ и ревматизмамъ требуютъ непосредственнаго приспособленія къ поверхности тѣла шерстяныхъ матерій, ибо симъ образомъ дѣятельность кожи возвышается и самое противудѣйствіе къ атмосферѣ усиливается;

кромѣ сего онѣ не прилегаютъ плотно къ нашему тѣлу, но остаются въ нѣкоторомъ разстояніи, слѣдовательно напитываясь влажностію не могутъ причинять въ тѣлѣ ощущеній холода.

Наружное платье или собственно верхнее предназначено для защищенія нашего тѣла отъ вліянія холода; мы замѣтили, что шелковыя и шерстяныя матеріи составляютъ вещества весьма худо проводящія теплотворное вещество. Тѣло будучи покрыто оными долго удерживаетъ животную теплоту; по сей причинѣ онѣ суть самыя удобнѣйшія для постройки изъ оныхъ платья; шерстяныя матеріи, куда относятся сукна всѣхъ родовъ, по справедливости предпочитаются шелковой матеріи; онѣ имѣя большую плотность болѣе содѣйствуютъ къ сохраненію теплоты; равно и прочностію превосходятъ шелковую матерію. Къ сему роду платья принадлежатъ: собственно верхнее платье то есть: фракъ, сертукъ, куртка и шинель, а равно желетъ и брюки.

Каждый возрастъ долженъ имѣть, сообразно роду его занятій, особый родъ платья. Дѣти едва еще начинающія ходить имѣютъ совсѣмъ другое платье, какъ тѣ, которыя уже отдаются въ общественныя заведенія; самая удобная одежда до семи и восьми-лѣтняго возраста есть свободно сшитая куртка, какъ обыкновенно весьма многіе у насъ дѣлаютъ; она должна быть совершенно свободна, особливо около спины и живота, дабы сжиманіемъ своимъ не причиняла вреднаго дѣйствія на брюшные органы, кои въ дѣтяхъ составляютъ самую большую и важнѣйшую часть организаціи. Дѣтской организмъ ведетъ жизнь болѣе брюшную или растительную; посему давленіе на брюшные органы вредитъ всему растительному процессу.

Въ лѣтахъ приближающихся къ юношеству приличную одежду составляетъ фракъ обыкновенно нынѣ въ частныхъ заведеніяхъ употребляемый, или сертукъ. Шинель принадлежитъ къ одѣянію въ дурную погоду употребляемую; посему она также для дѣтей необходима.

Въ послѣднее время Правительство, толико пекущееся о благосостояніи своихъ Гражданъ, постановило общимъ правиломъ, дабы каждое заведеніе имѣло свою форму; посему оно установило для дѣтей особой родъ мундира; не льзя не восхищаться таковымъ мудрымъ распоряженіемъ, ибо симъ водвореніемъ единообразія въ платьѣ водворяется духъ единства въ самыхъ совоспитанникахъ и преграждаются пути къ непозволительнымъ шалостямъ. Но при семъ случаѣ нельзя не упомянуть, что обязанность близко назидающихъ за воспитаніемъ питомцевъ есть пещись, чтобы сіи платья отнюдь не стѣсняли дѣтскій еще неразвившійся организмъ; для сего весьма полезно будетъ если каждаго воспитанника будутъ осматривать одѣтаго раза два въ недѣлю, дабы при безпрестанномъ ращеніи платье его не сдѣлалось слишкомъ узко и не причиняло бы ему никакихъ вредныхъ дѣйствій. Къ сожалѣнію должно признаться, что и въ семъ возрастѣ мода имѣетъ важное вліяніе; дѣти также начинаютъ уже помышлять объ общепринятыхъ обыкновеніяхъ, и родители стараясь удовлетворять дѣтскимъ прихотямъ, часто забываютъ настоящую ихъ пользу; посему не рѣдко видимъ дѣтей лѣтъ 13 и 14 одѣтыхъ во фракѣ съ открытою грудью, и съ перетянутою таліею; таковое раннее послѣдованіе модѣ влечетъ за собою грудныя хроническія болѣзни, сухотку, и другіе недуги преждевременно подавляющіе органическую жизнедѣятельность; дѣти таковыя быстро проходятъ всѣ степени возраста и скоро достигаютъ дряхлой старости; ибо если таковой способъ одѣваться не производитъ болѣзней, то по крайней мѣрѣ всегда вреднымъ образомъ дѣйствуя на всю животную экономію, сокращаетъ жизнь.

Жилетъ долженъ быть суконный въ зимнее время, а въ лѣтнее изъ матеріи. Подобно верхнему платью, то есть фраку, благоразумнѣе будетъ устроивать оный такимъ образомъ, чтобы грудь совершенно закрывалась.

Брюки приготовляются подобно жилету изъ суконной матеріи и другихъ, смотря по времени года; употребленіе оныхъ весьма полезно; они отвращаютъ дѣйствіе холода на нижнюю часть туловища, имѣющую весьма большую воспріимчивость къ болѣзнетворнымъ вліяніямъ; вредъ, могущій отъ оныхъ происходить, зависитъ отъ сильнаго сжиманія верхней части живота, отъ чего внутренности брюшныя, особливо кишки и сальникъ могутъ опускаться внизъ, пролагать себѣ путь чрезъ натуральныя отверстія и такимъ образомъ формировать грыжу; устроивая же оныя свободно отвращается сіе неудобство.

Спиблеты принадлежатъ болѣе къ военно—училищнымъ заведеніямъ; они прижимая единообразно ногу полезны во время продолжительнаго марша или долгаго на одномъ мѣстѣ стоянія, ибо симъ предотвращаются ноги отъ особаго рода одервенѣнія или усталости; они сжимая единообразно всѣ сосуды препятствуютъ безпрестанному накопленію крови въ оныхъ; вообще же придаютъ лучшій видъ брюкамъ; слишкомъ сильнымъ прижатіемъ могутъ вредить.

Башмаки, полусапоги и сапоги принадлежатъ къ послѣднему, но необходимому одѣянію; въ дѣтскомъ возрастѣ башмаки предпочтительнѣе сапогамъ могутъ быть употребляемы по удобности, съ какою они дѣтямъ могутъ быть надѣваемы и снимаемы; ноги въ оныхъ свободнѣе; въ среднемъ или отроческомъ возрастѣ полусапоги предпочтительнѣе башмакамъ; имѣя бо́льшую плотность болѣе защищаютъ отъ влажности и сырости.

Сапоги по ихъ тягости и неудобству нынѣ справедливо почти вышли изъ употребленія. Здѣсь кромѣ общихъ предосторожностей особливо должно стараться, чтобы нога совершенно въ оныхъ была покойна и чтобы товаръ, изъ коего оные приготовляются (кожа выдѣланная разныхъ сортовъ) былъ мягкій и хорошо выдѣланный; отъ жосткаго и грубаго товара кромѣ обыкновенныхъ невыгодъ, бывающихъ отъ сильнаго сжиманія, происходятъ мозоли и неправильное направленіе пальцовъ, даже въ самыхъ членосоединеніяхъ не рѣдко бываетъ измѣненіе, отъ чего ноги дѣлаются кривыми; при насиліи же особливо во время оступленія удобно случаются вывихи, иногда весьма трудно вправляемые.

Сама природа оградила нашу голову отъ внѣшнихъ вредоносныхъ вліяній, покрывъ оную волосами; почему въ древнія времена, въ обыкновенное время ничѣмъ не покрывали своей головы, исключая рыцарей, носившихъ шлемы для защиты своей. Нынѣ прикрытіе головы вошло во всеобщее обыкновеніе не только въ образованныхъ странахъ Европы, но и въ другихъ частяхъ свѣта, только въ разныхъ видахъ. Нѣтъ сомнѣнія, что причиною первоначальнаго введенія и всеобщаго нынѣшняго употребленія есть значительная отъ сего проистекающая польза. Голова наша есть вмѣстилище мозга, составляющаго главный органъ дѣятельной нашей жизни, обнаруживающейся умствованіемъ, чувствованіемъ и движеніемъ; внѣшнія вліянія вредоносно-дѣйствующія на оную, бываютъ причиною либо быстраго разрушенія всего органическаго состава, или производятъ важныя болѣзненныя измѣненія во всѣхъ органическихъ отправленіяхъ. Какъ сильный холодъ такъ и чрезмѣрный зной дѣйствуя на открытую голову могутъ вредить. Самое приличное и чаще употребляемое для прикрытія и защиты головы есть круглая шляпа; но для дѣтей она не столь удобна; полезнѣе для нихъ обыкновенная фуражка; она довольно охраняя отъ холоду въ зимнее время, также достаточно защищаетъ въ лѣтнее отъ солнечнаго зноя, и не стѣсняя головы подобно шляпѣ имѣетъ предъ оною преимущество; дѣти удобнѣе могутъ предаваться свойственнымъ ихъ возрасту забавамъ въ фуражкахъ, нежели въ шляпахъ. Въ военныхъ заведеніяхъ кромѣ всеобщаго употребленія фуражекъ есть еще кивера, которые по красотѣ своей имѣютъ предъ фуражками преимущество; при употребленіи оныхъ строго надобно назидать чтобы они не стѣсняли головы; равно по возможности должно стараться дѣлать оные легче; ибо голова наша не можетъ безъ вредныхъ послѣдствій выносить долго того вынужденнаго состоянія, въ какомъ она можетъ находиться при употребленіи тѣснаго и тяжелаго кивера.

О водѣ въ видѣ ваннъ употребляемой.

Вода, какъ внѣшнее діэтетическое средство, употребляется въ видѣ ваннъ. Употребленіе ваннъ имѣетъ два главныхъ назначенія: соблюденіе чистоты и опрятности и возстановленіе нарушеннаго отправленія кожи; въ первомъ случаѣ онѣ составляютъ діэтетическое средство, а въ послѣднемъ медицинское или терапевтическое; вообще же чтобы имѣть ясное понятіе о пользѣ или вредѣ происходящемъ отъ ваннъ, нужно знать о дѣйствіи или силѣ, которую онѣ обнаруживаютъ на организмъ.

Ванны по свойству температуры раздѣляются на теплыя и холодныя, изъ коихъ первыя употребляются либо въ видѣ паровъ, и извѣстны у насъ подъ именемъ баней, или въ жидкомъ видѣ, что составляетъ обыкновенныя ванны.

Дѣйствіе теплыхъ ваннъ на организмъ

человѣческій зависитъ отъ степени ихъ теплоты. Тепловатыя ванны очищая кожу способствуютъ ея отдѣленію; ускоряя жизненный процессъ возвышаютъ чувствительность, увеличиваютъ растяжимость крови, ускоряютъ кровообращеніе, отъ чего дѣлается пульсъ скорый, полный и мягкій, появляется обильная испарина, показывающая устремленіе крови къ волоснымъ сосудцамъ. Очень теплыя ванны дѣйствуя на кожу, какъ сильно раздражающее средство, поражаютъ сосудистую систему и особливо обнаруживаютъ могущественное вліяніе на органы дыханія, отъ чего мышицы дѣйствующія при дыханіи, равно какъ и самыя легкія сокращаются слабо, откуда происходитъ дыханіе скорое, краткое, затруднительное и съ тоскою сопряженное; посему тепловатыя ванны освобождая кожу отъ нечистоты умножаютъ дѣятельность оной и дѣйствуя на дѣтской организмъ благопріятствуютъ его развитію; слишкомъ же теплыя ванны устремляя чрезмѣрно кровь къ поверхности тѣла причиняютъ сильный потъ и наводятъ всеобщее ослабленіе мышечной системы; сколько первыя для дѣтей полезны, столько послѣднія вредоносны.

Въ первое время бытія своего человѣческій организмъ, едва получившій самобытное свое существованіе, требуетъ употребленія тепловатыхъ ваннъ; ибо младенецъ до рожденія своего находясь въ утробѣ бываетъ окруженъ особливою тепловатою жидкостію; она, по всему вѣроятію, умащая и увлажая всю поверхность тѣла, возбуждаетъ дѣятельность кожи, которая въ зародыщѣ, неимѣющемъ еще дыханія, составляетъ важный органъ въ растительномъ процессѣ. Хотя съ рожденіемъ на свѣтъ отношеніе кожи къ прочимъ отправленіямъ организма измѣняется, однакожъ дѣятельность оной касательно животной экономіи у младенца гораздо важнѣе, нежели у взрослыхъ. Посему обыкновеніе каждый день обмывать новорожденныхъ дѣтей въ тепловатой ваннѣ полезно по сообразности съ ихъ природою.

Дѣти взрослыя не требуютъ каждодневнаго употребленія ваннъ. Употребленіе оныхъ должно ограничиваться только соблюденіемъ чистоты и опрятности; чрезмѣрное употребленіе оныхъ располагаетъ къ простудамъ различнаго свойства, ибо кожа сдѣлавшись слишкомъ чувствительною, получаетъ бо́льшую воспріимчивость къ внѣшнимъ атмосфернымъ вліяніямъ.

Паровыя ванны или бани, кои у насъ въ Россіи въ большомъ употребленіи, еще болѣе должны быть ограничены, ибо онѣ гораздо сильнѣйшее обнаруживаютъ дѣйствіе на дѣтскій организмъ. Особливо не должно позволять дѣтямъ находиться въ чрезвычайномъ жару; въ дѣтскомъ организмѣ кровообращеніе само по себѣ совершается быстрѣе, нежели у взрослыхъ; въ семъ же случаѣ оно ускоряется до такой степени, что затрудняетъ дыханіе и сперва наводитъ сильную тоску, а послѣ причиняетъ и самой обморокъ, какъ слѣдствіе чрезмѣрнаго ослабленія силъ.

Дѣти съ наполненнымъ желудкомъ, то есть тотчасъ по принятіи пищи, не должны принимать теплой ванны или ходить въ баню, ибо по мѣрѣ того, какъ возвышается дѣятельность кожи, ослабляется сила пищеварительныхъ органовъ,—отъ чего происходитъ нарушеніе процесса пищеваренія; по сей же самой причинѣ тотчасъ послѣ ванны или бани онѣ не должны обременять пищею желудокъ; спустя же часъ времени употребленіе пищи полезно; оно возбуждая кругообращеніе въ крови и животную теплоту служитъ къ укрѣпленію силъ.

Къ обыкновеннѣйшимъ предосторожностямъ послѣ ваннъ или бань относится сохраненіе посредствомъ приличнаго одѣянія теплоты, дабы защищать симъ тѣло отъ дѣйствія влажнаго и холоднаго атмосфернаго воздуха особливо во время зимы; ибо кожа послѣ теплыхъ ваннъ по причинѣ умноженной чувствительности содѣлывается чрезвычайно воспріимчивою къ симъ вліяніямъ.

Молодые люди сложенія сухощаваго и раздражительнаго, имѣющіе расположеніе къ груднымъ болѣзнямъ, особливо въ эпоху возмужалости, съ пользою могутъ употреблять тепловатыя ванны и таковаго же свойства бани; съ умноженіемъ дѣятельности въ кожѣ ослабляется оная въ легкихъ, которыя наипаче въ сіе время имѣютъ наклонность къ воспаленіямъ.

Холодныя ванны дѣйствуютъ противоположнымъ образомъ; онѣ содержатся къ теплымъ ваннамъ, какъ холодъ къ теплотѣ. Дѣйствіе холодныхъ ваннъ состоитъ въ уменьшеніи чувствительности и полноты кожи, отъ чего испарина въ оной умаляется, либо вовсе останавливается, въ противоположность чему увеличиваются прочія отдѣленія, какъ то мочи, кишечнаго и желудочнаго сока. Вообще дѣйствія холодныхъ ваннъ на кожу, и посредствомъ оной на весь организмъ, по разной степени холода бываютъ не одинаковы.

Холодноватыя ванны, особливо во время знойныхъ жаровъ, уменьшая дѣятельность кожи умѣряютъ излишнюю испарину и препятствуютъ скорому разложенію органическаго состава; ибо вліяніемъ оныхъ умаляется стремительное притеченіе соковъ къ поверхности тѣла, жизненная же дѣятельность внутреннихъ органовъ, по противоположному отношенію ихъ къ кожѣ, возвышается; на семъ основаніи онѣ оказываютъ благотворное дѣйствіе на отправленіе внутреннихъ органовъ споспѣшествуя кровообращенію, дыханію и пищеваренію; уменьшая же умноженную раздражительность, укрѣпляютъ мышицы и ослабляютъ воспріимчивость кожи къ вліяніямъ влажнаго и холоднаго атмосфернаго воздуха.

Слишкомъ холодныя ванны дѣйствуя на внѣшнюю кожу устремляютъ кровь къ внутреннимъ органамъ особливо къ легкимъ и воспящаютъ животворному влiянiю нервной системы на внѣшнiя части; отъ сего при погруженiи въ таковыя ванны чувствуется сильной дрожъ, появляются судорги особливо въ наружныхъ мышицахъ, дыханiе затрудняется и кожа получаетъ блѣдный цвѣтъ или синеватый.

Посему употребленiе для дѣтей холодноватыхъ ваннъ отъ 16° до 20° по Реом. термометру благопрiятствуетъ ихъ здоровью, слишкомъ же холодныя вредятъ оному причиняя разные недуги. По сей причинѣ купанье во время лѣта въ рѣчной водѣ не слишкомъ холодной дѣйствуетъ на дѣтей благотворнымъ образомъ, и устроенiе ваннъ въ сiе время для купанья весьма полезно; но чтобы съ пользою дѣти пользовались оными, надлежитъ принимать нѣкоторыя предосторожности; степень температуры воды должна быть не ниже 16° по Реом. термометру; равно дѣти снявшiя съ себя все платье не тотчасъ погружаются въ воду, но остаются нѣкоторое время на воздухѣ, дабы тѣло покрытое испариною нѣсколько обсохло, потомъ уже входятъ въ воду постепенно не бросаясь вдругъ, какъ нѣкоторые дѣлаютъ; ибо сильное впечатлѣніе происходящее отъ скоропостижнаго прикосновенія воды ко всей поверхности тѣла, часто разстроиваетъ всѣ отправленія, отъ чего появляется біеніе сердца, дыханіе затрудняется и не рѣдко слѣдуетъ самой обморокъ или сильные судорги; предварительное омываніе головы водою отвращаетъ приливъ крови къ оной. Во время самаго купанья совѣтывать имъ дѣлать въ водѣ какъ можно больше движеній, споспѣшествующихъ развитію внутренней теплоты.

Самое приличное время для купанья, особливо въ рѣкахъ подъ открытокъ небомъ, есть утро отъ 8 до 10 часовъ и вечеръ, когда солнце не имѣетъ палящаго зноя и температура атмосфернаго воздуха не столь ощутительную имѣетъ разносгь отъ температуры воды.

Вредно дѣтямъ, равно какъ и взрослымъ, купаться съ наполненнымъ желудкомъ.

Судя по общему дѣйствію холодныхъ ваннъ на человѣческій организмъ, убѣждаемся въ дѣятельной пользѣ оныхъ, особливо для дѣтей лимфатическаго свойства и имѣющихъ золотушную остроту; онѣ укрѣпляя клѣтчатой составъ и возвышая енергію въ мышечной системѣ благопріятствуютъ всѣмъ органическимъ отправленіямъ и отчасти уничтожаютъ воспріимчивость къ простудѣ; дѣти же нервнаго сложенія, имѣющія слабую грудь съ нѣкоторымъ расположеніемъ къ чахоткѣ не должны купаться; ибо вліяніемъ холодной воды усиленная дѣятельность во внутреннихъ органахъ удобно принимаетъ видъ хроническаго воспаленія.

Не льзя также согласиться съ мнѣніемъ врачей, кои полагаютъ полезнымъ обмывать холодною водою, или даже въ оной купать, новорожденныхъ младенцовъ, предполагая доставить симъ мнимое укрѣпленіе младенцу;

шакое отступленіе отъ природы кромѣ подавленія самаго развитія организма ничего не приноситъ; что можно ясно уразумѣть изъ состоянія новорожденнаго младенца, о которомъ я упомянулъ при употребленіи теплыхъ ваннъ.

Говоря о ваннахъ нельзя не упомянуть о частныхъ обмываніяхъ, имѣющихъ цѣлію сохранить чистоту и опрятность, какъ то: умываніе лица и рукъ, полосканье рта и чищеніе посредствомъ угля зубовъ; сіе должно быть соблюдаемо дѣтьми ежедневно по утрамъ; полезно также будетъ, если воспитанники по крайней мѣрѣ въ недѣлю разъ будутъ обмывать и самыя ноги; симъ сохраняется опрятность и отвращается случайная оныхъ потливость. Во всѣхъ сихъ случаяхъ холодноватая вода есть самое приличное средство.

О питательныхъ веществахъ.

Подъ именемъ питательныхъ веществъ разумѣются всѣ произведенія натуры, употребляемыя въ пищу и питье, и силою жизненной дѣятельности превращающіяся въ органическую массу. Возстановленіе органической силы безпрестанно истощающейся отъ внутренней дѣятельности организма зависитъ отъ употребляемыхъ питательныхъ веществъ; выдѣлываніе питательнаго сока и превращеніе онаго въ органическую матерію, индивидуально каждому организму и частямъ его свойственную, происходитъ изъ питательныхъ средствъ, посему состояніе организма весьма много подчинено силѣ питательныхъ средствъ, кои получаются преимущественно изъ двухъ царствъ природы,—животнаго и растительнаго.

Дѣйствія оныхъ на животный организмъ не одинаковы. Животная пища по большей однокачественности съ нашимъ тѣломъ содержитъ болѣе питательныхъ началъ; такимъ образомъ доставляя питаніе въ изобиліи она усиливаетъ въ организмѣ жизненный процессъ и скорѣе вознаграждаетъ потерю; сіе дѣйствіе зависитъ отъ большей или меньшей удобоваримости пищи и отъ количественнаго содержанія составныхъ питательныхъ началъ.

Главнѣйшія питательныя вещества животной пищи суть: волокнистая часть, студень, бѣлокъ и жиръ.

Волокнистая часть составляя преимущественнѣйшую часть мяса животныхъ, служитъ почти основаніемъ употребляемой нами животной пищи. Она неудобно растворяется въ водѣ, содержитъ значительнѣйшую часть азота, необходимаго для питанія животнаго организма, и находится въ различномъ состояніи въ мясѣ животныхъ; что зависитъ отъ рода животныхъ, возраста и самой пищи ими употребляемой. Животныя старыя имѣютъ оную въ избыткѣ, равно мясо плотоядныхъ и дикихъ животныхъ также имѣетъ волокнистую часть въ преизобиліи.

Студень находится въ изобиліи въ молодыхъ животныхъ, такъ что при самомъ рожденіи онѣ состоятъ почти изъ одной студени; съ возрастомъ студень уменьшается, а волокнистая часть увеличивается. Она принадлежитъ къ весьма питательнымъ началамъ мясной пищи; посему мясо молодыхъ животныхъ питательнѣе и по удоборастворимости студени легко переваривается въ желудкѣ.

Бѣлковатое вещество составляетъ питательное начало въ небольшомъ количествѣ, въ мясѣ животныхъ находящееся; яица и отчасти рыбы оное въ избыткѣ содержатъ. Оно принадлежитъ къ питательнымъ и удобосваримымъ веществамъ, посему яицы составляютъ пріятную и питательную пищу.

Жиръ принадлежитъ къ весьма питательнымъ, но трудносваримымъ веществамъ; посему жиръ по себѣ обремѣняя желудокъ приводитъ въ разстройство пищеварительные органы, въ смѣшеніи же съ волокнистымъ началомъ и студенью удобно переваривается и весьма питателенъ.

Вещества употребляемыя въ пищу изъ растительнаго царства природы, въ меньшей степени одарены питательною силою. Растительная пища составомъ своимъ менѣе подобна человѣческому организму, посему труднѣе и медленнѣе переваривается и не столь удобно принимаетъ органическое свойство того тѣла, коему она служитъ питаніемъ. Въ животной пищѣ преизобилуетъ азотъ, а въ растительной угольное вещество.

Питательныя вещества, подъ видомъ коихъ растительная пища служитъ человѣческому организму питаніемъ, суть:

Крахмалъ, составляющій основаніе всѣхъ мучныхъ растѣній, какъ то пшеницы, ржи, картофля и проч. Онъ принадлежитъ къ растительной пищѣ наиболѣе распространенной въ природѣ и всего чаще употребляемой; крахмалъ по себѣ неудоборастворимъ и трудно переваривается въ желудкѣ; но въ соединеніи съ растительнымъ клеемъ, съ коимъ онъ въ растѣніяхъ всегда смѣшеннымъ бываетъ, онъ дѣлается весьма способнымъ къ перевариванію въ желудкѣ.

Растительная слизь, распространенная довольно въ большомъ количествѣ; вещества содержащія оную всегда преизобилуютъ сахарнымъ веществомъ, посему сіи два питательныхъ начала находятся въ тѣсномъ между собою соединеніи.

Клей, бѣлковатое вещество и масло принадлежатъ также къ питательнымъ началамъ въ изобиліи въ растительномъ царствѣ находящимся.

О пищѣ вообще.

Ничто столько не имѣетъ вліянія на физическое бытіе организма, какъ пища. Плототвореніе, на коемъ основано превращеніе веществъ чуждыхъ—не органическихъ въ собственность организма, зависитъ отъ пищи. Органическая дѣятельность извлекая изъ оной питательныя начала, даетъ ей опредѣленный органическій видъ; ибо бытіе организма основано на безпрестанномъ разрушеніи старыхъ органическихъ веществъ и произведеніи новыхъ, вознаграждающихъ естественную его потерю; сіе безпрерывное дѣйствіе составляетъ необходимое условіе существованія организма. Развитіе организма, зависящее отъ собственной внутренней дѣятельности, подчинено силѣ питанія; совершенное питаніе производитъ совершенную органическую матерію. Посему пища въ діэтетическомъ смыслѣ должна занять первое мѣсто. Дѣтскій и даже юношескій организмъ ведутъ жизнь болѣе растительную; плототвореніе у нихъ происходитъ сильно и быстро; ибо развитіе всѣхъ органическихъ частей совершается преимущественно въ сію эпоху возраста; слѣдовательно пища должна составлять важнѣйшій предметъ, на который какъ въ публичныхъ такъ и частныхъ заведеніяхъ, имѣющихъ цѣлію воспитаніе юношества, должны обращать вниманіе.

Мы уже видѣли, что вещества употребляемыя нами въ пищу получаются преимущественно изъ двухъ царствъ природы: растительнаго и животнаго. Степень питательности оныхъ не одинакова, по различному качественному содержанію питательныхъ началъ къ нашему организму; животная пища будучи болѣе однокачественною съ нашимъ организмомъ, одарена большею питательною силою; растительная пища менѣе подобна человѣческому организму, нежели животная, посему менѣе доставляетъ органическаго состава, свойственнаго нашему тѣлу. Питающіеся преимущественно животною пищею страдаютъ полнокровіемъ, бываютъ крѣпче и расположены къ болѣзнямъ воспалительнаго свойства; употребляющіе же пищу одну растительную, часто страдаютъ поврежденіемъ пищеварительныхъ и уподобительныхъ органовъ; отъ сего происходитъ трудное пищевареніе, поносъ, кислота въ первыхъ путяхъ, пученіе въ брюхѣ, истощеніе и безсиліе всего тѣла;

изъ сего слѣдуетъ, что животная пища, при правильномъ состоянiи, есть способнѣйшая; но поелику при излишнемъ употребленiи оной, человѣческiй организмъ получаетъ также расположенiе къ разнымъ болѣзнямъ, то сама природа научила насъ соединять оную всегда съ растительною пищею. Люди слабые, безсильные, худощавые требуютъ болѣе животной пищи, напротивъ полнокровные, преизобилующiе жизненною дѣятельностiю, раздражительнаго темперамента, расположенные къ воспалительнымъ болѣзнямъ преимущественно должны питаться изъ царства растительнаго. По симъ основанiямъ въ жаркихъ и холодныхъ странахъ пища не должна быть одинакова. Въ странахъ близъ экватора находящихся, гдѣ свирѣпствуютъ безпрестанные жары, растительная пища, противящаяся гнилости и имѣющая свойство прохладительное, болѣе полезна; напротивъ страны сѣверныя требуютъ животной пищи. Замѣчено, что Евроцейцы употребляющіе въ жаркихъ мѣстахъ болѣе мясную пищу, умираютъ желудочными и воспалительными болѣзнями; Негры и другіе полуденные жители находясь на Сѣверѣ и употребляя болѣе растительную пищу сначала слабѣютъ, потомъ получаютъ худосочіе большею частію золотушное, отъ коего и умираютъ; ибо лимфатическая система въ дѣятельности своей ослабѣваетъ и кровь получаетъ болѣе водянистое качество; изъ сего видно, что самый климатъ требуетъ различія въ употребленіи пищи; по симъ же основаніямъ во время зимы, также при усиленныхъ механическихъ занятіяхъ, сопряженныхъ съ чрезмѣрнымъ движеніемъ, усиливающимъ всѣ отдѣленія и наводящимъ слабость и изнѣможеніе въ жизненной дѣятельности, должна преизобиловать животная пища; напротивъ весеннее и лѣтнее время требуютъ растительной пищи. Различное состояніе возрастовъ требуетъ также различія и въ самой пищѣ.

Дитя вскорѣ послѣ рожденія находясь еще въ ближайшей связи съ матерью и не получивъ, такъ сказать, независимой животной жизни, должно питаться материнскимъ молокомъ. Женщины самою природою предназначены для кормленія своихъ дѣтей; уклоненіе отъ сего устава природы вредитъ какъ самой матери, такъ и дитяти. Не кормить свое дитя значитъ совершенно нарушать отправленіе грудей, и давать неестественное направленіе молоку; по сей причинѣ матери, некормящіе сами дѣтей своихъ, подвержены многоразличнымъ весьма важнымъ, а не рѣдко и смертельнымъ болѣзнямъ. Не менѣе вредитъ сіе и самому младенцу; ибо материнское молоко по естеству своему составляетъ для него самую близкую однокачественную пищу, которая ничѣмъ не можетъ быть замѣнена. Первоначальная жизнь младенца еще много имѣетъ общаго съ жизнію утробною; и такъ лишить его материнской груди, значитъ прекратить тотъ источникъ питанія, изъ котораго до сего времени младенецъ кормился.

Не смотря на сіе есть случаи, гдѣ сіе, такъ сказать, общее правило имѣетъ свои изъятія. Особливая, не многимъ свойственная, организація грудей или слишкомъ недостаточное отдѣленіе молока не рѣдко бываютъ причиною, что сами матери не могутъ кормить своихъ дѣтей; равнымъ образомъ женщины слабаго тѣлосложенія, безъ опасенія разстроить свое здоровье, не въ состояніи соблюдать сей материнской обязанности; ибо выдѣлываніе и отдѣленіе въ грудяхъ молока отвлекая питаніе отъ другихъ частей подавляетъ процессъ плототворенія во всемъ организмѣ; отъ чего онѣ худѣютъ, получаютъ кашель, не рѣдко и изнурительную лихорадку. Тоже разумѣется и о тѣхъ, кои имѣютъ расположеніе къ чахоткѣ или страдаютъ другими какими либо хроническими болѣзнями; въ сихъ случаяхъ изнуреніемъ собственныхъ силъ вредятъ своему здоровью; а вливая вмѣстѣ съ своимъ молокомъ болѣзненное расположенiе составляютъ въ младенцѣ зародышъ будущихъ болѣзней. Во всѣхъ таковыхъ случаяхъ самый лучшiй и естественный способъ питанiя, могущiй замѣнить кормленiе матери, составляетъ выборъ кормилицы, одаренной какъ физическими такъ и нравственными хорошими качествами.

Если же обстоятельства не позволяютъ имѣть кормилицы, въ такомъ случаѣ молоко животныхъ составляетъ почти единственную для младенца пищу, о различныхъ качествахъ котораго будетъ говорено въ своемъ мѣстѣ.

Выхожденiе млечныхъ зубовъ у младенца по большой части опредѣляетъ время отнятiя его отъ груди; время сiе бываетъ не одинаково, и зависитъ отъ разныхъ обстоятельствъ; обыкновенно же оно не должно быть менѣе десяти мѣсяцовъ, и весьма рѣдко болѣе году; преждевременное отнятiе отъ груди быва етъ причиною дѣтской сухотки. Прежде нежели приступать къ отнятію отъ груди, должно приучить младенца къ свойственной ему пищи. Сама природа въ первое время бытія нашего, указуетъ намъ самую ближайшую и свойственную организаціи пищу; посему ничего нѣтъ благоразумнѣе, какъ слѣдовать въ семъ случаѣ внутреннему и естественному влеченію дѣтскаго организма. Мы видимъ, что для дѣтей гораздо пріятнѣе самая простая пища, какъ на примѣръ хлѣбъ, разнаго рода плоды и овощи, напротивъ неохотою онѣ берутъ для пищи мясное; сіе достаточно уже доказываетъ, что въ первые годы для дѣтей самая полезная пища есть растительная. Вникая въ физіологическіе законы бытія его, мы болѣе убѣждаемыя въ сей истинѣ. Дѣтскій организмъ въ первые годы своего бытія представляетъ весьма усиленную дѣятельность плототворной системы; она находится въ безпрестанномъ напряженіи; отдѣленіе костей, мышицъ и клѣтчатой плевы составляетъ безпрерывное оной усиліе; таковое возвышенное дѣйствіе весьма наклонно къ воспалительному состоянію; по сей причинѣ здѣсь нужна пища, которая бы не столько доставляла питательной силы, сколько бы служила къ уничтоженію внутренняго раздраженія желудка; мы видимъ, что дѣти безпрестанно просятъ ѣсть; сіе есть также послѣдствіе одного только недостатка раздраженія, но не питанія. Чѣмъ болѣе растутъ дѣти, тѣмъ большаго требуютъ соединенія пищи растительной съ животною; дѣти пережившія вторичное выхожденіе зубовъ должны питаться какъ растительною такъ и животною пищею, но при перевѣсѣ первой надъ послѣднею.

О питательныхъ веществахъ изъ царства растительнаго.

Въ растительной пищѣ хлѣбъ занимаетъ первое мѣсто, который приготовляется изъ разныхъ мучнистыхъ плодовъ, какъ то: пшеницы, ржи и ячменя, доставляющихъ муку своего имени. Пшеничная мука по преимущественному содержанію питательнаго начала въ видѣ крахмальнаго вещества въ смѣшеніи съ растительною слизью, составляетъ самую лучшую для приготовленія хлѣба и другихъ яствъ; пшеничный хлѣбъ по своимъ питательнымъ качествамъ, вкусу и удобоваримости въ желудкѣ превосходитъ всѣ прочіе изъ другихъ родовъ муки приготовляемые хлѣбы. Ржаная мука, не столь изобильна крахмальнымъ и слизистымъ веществомъ; посему хлѣбъ изъ оной менѣе питателенъ и тяжелѣе переваривается. Ячная мука хотя и содержитъ питательныя вещества довольно въ большомъ количествѣ, но хлѣбъ изъ оной по непріятному вкусу мало употребителенъ; кромѣ сего ячная мука имѣя способность поглощать много воды быстро оную испаряетъ; посему хлѣбъ приготовленный изъ оной скоро твердѣетъ и дѣлается для желудка неудобоваримымъ. Слѣдовательно самая способная для хлѣба мука есть пшеничная и ржаная. Первая должна быть предпочтительно употребляема для дѣтей, имѣющихъ слабую дѣятельность желудка.

Хлѣбъ составляетъ главное основаніе всей нашей пищи; посему доброта и качество онаго должны быть строго въ публичныхъ заведеніяхъ наблюдаемы; доброта онаго зависитъ не токмо отъ качества муки, но и отъ самаго способа приготовленія. Чѣмъ больше тѣсто было выброжено, тѣмъ хлѣбъ изъ онаго приготовленный имѣетъ лучшую удобоваримость; ибо извѣстная степень броженія содѣлываетъ мучную пищу удобоваримою въ желудкѣ; худо выброженный хлѣбъ трудно перевариваясь, причиняетъ слизь въ кишкахъ, даетъ произрожденіе глистамъ, причиняетъ развитіе гасовъ, производящихъ боль въ животѣ, и даже можетъ разстроивать совершенно систему пищеварительныхъ органовъ. Совершенно пропеченный хлѣбъ здоровѣе; недавно испеченный хлѣбъ не столько удобенъ къ сваренію, ибо влажность остающаяся внутри недавно испеченнаго хлѣба дѣлаетъ его вязкимъ и не столь удобно-растворимымъ въ желудочномъ сокѣ. Смѣшеніе пшеничной муки съ нѣкоторою частію ржаной даетъ весьма питательной и удобоваримой хлѣбъ. Мука приготовленная изъ гороху, бобовъ, пшена и картофля, по недостатку въ оной растительнаго клея, неспособна къ броженію, почему приготовленіе хлѣба изъ оной невозможно.

Картофель состоитъ почти изъ одного крахмальнаго вещества; онъ принадлежитъ къ числу питательнѣйшихъ растительныхъ произведеній; крахмальное вещество въ ономъ соединено съ сахарнымъ и слизистымъ; посему картофель удобно переносится желудкомъ. Слишкомъ молодые картофли вредны, ибо крахмальное вещество въ оныхъ, не совершенно еще развитое, содержитъ въ преизбыткѣ растительную слизь въ соединеніи съ ядовитымъ началомъ, свойственнымъ сему классу растѣній; въ послѣдствіи времени, когда они достигаютъ своей зрѣлости, сія слизь теряя свои качества смѣшивается съ сахарнымъ веществомъ. Малые кругловатые или продолговатые внутри желтаго цвѣта картофли суть лучшіе, ибо въ нихъ избыточествуютъ питательныя онаго начала. Картофель какъ самъ по себѣ, такъ особливо для приготовленія и приправы разныхъ яствъ, составляетъ полезную пищу.

Удовольствіе, съ какимъ дѣти кушаютъ плоды всякаго рода, почти ни съ чѣмъ не можетъ сравниться. Они съ жадностію бросаются даже на несозрѣлыя, и чрезъ то не рѣдко бываютъ жертвою вредоноснаго ихъ вліянія на пищеварительные органы; плоды составляютъ пріятную, но не столь питательную пищу. Они преизобилуютъ сахарнымъ веществомъ въ соединеніи съ растительною кислотою и отчасти слизью; свойство оныхъ есть болѣе прохладительное, не-

*

жели питательное; посему умѣренное оныхъ употребленіе, особливо во время лѣтнихъ жаровъ весьма полезно; слишкомъ же большое производитъ колику, простые и кровавые поносы, также желудочныя лихорадки. Несправедливо нѣкоторые полагаютъ, что плоды подаютъ причину къ происхожденію глистовъ; напротивъ по преимущественному свойству оныхъ дѣйствовать на первые пути, какъ слабительное, они могутъ служить предохранительнымъ средствомъ отъ оныхъ. Къ употребительнѣйшимъ плодамъ въ нашемъ климатѣ принадлежатъ: *яблоки*, бывающіе весьма различныхъ родовъ; совершенно созрѣлые удобно перевариваются въ желудкѣ; *груши* вкусомъ пріятнѣе, но не столь удобоваримы; *вишни* составляютъ самый пріятный и полезный плодъ; они изобилуя питательными началами благотворно дѣйствуютъ на пищеварительные органы; *смородина* красная и черная, также крыжовникъ не столь удобно перевариваются въ желудкѣ какъ клубника, малина, ежевика и морошка.

Калина и рябина, составляющія плодъ сѣвернымъ странамъ свойственный, не столько по питательности, сколько по особливому свойству усиливать лимфатическую систему, заслуживаютъ наше вниманіе; съ пользою приготовлять изъ оныхъ можно особый родъ кушанья для дѣтей, страдающихъ золотушною болѣзнію. Клюква употребляется болѣе для питья; она изобилуя растительною кислотою, съ большою пользою замѣняетъ въ сѣверныхъ странахъ лимоны. Арбузы, состоящіе изъ сахарнаго вещества въ соединеніи съ малымъ количествомъ растительной кислоты и слизи, составляютъ весьма пріятный и въ нѣкоторыхъ случаяхъ полезной плодъ; дѣти наклонные къ хулосочію съ пользою могутъ оный употреблять. Менѣе полезны и трудно сваримы въ желудкѣ дыни. Огурцы, особливо какъ у насъ употребляются просоленные, по разрѣшающему дѣйствію своему на первые пути, при умѣренномъ оныхъ употребленіи полезны для дѣтей; въ излишествѣ производятъ боль въ животѣ и поносы. Сюда же относятся также разнаго рода орѣхи, изъ коихъ въ преимущественномъ употребленіи миндальные; изъ нихъ приготовляютъ различныя яства. Они раздѣляются на сладкіе и горькіе, изъ коихъ послѣдніе по содержанію въ нихъ синильной кислоты принадлежатъ къ средствамъ лѣкарственнымъ и притомъ ядовитымъ. *) Масло приготовляемое изъ сладкихъ миндалей весьма употребительно.

Плоды несвойственные сѣвернымъ странамъ, какъ то: виноградъ, апельсины, персики и тому подобные для дѣтей, особливо первые два, составляютъ полезную и пріятную пищу; ибо замѣчено что въ странахъ, гдѣ дѣти преимущественно питаются сими плодами,

---

*) Зерна апельсинныя и лимонныя также заключаютъ сію кислоту, почему принадлежатъ къ ядовитымъ веществамъ.

гораздо рѣже встрѣчаются завалы брюшныхъ внутренностей, чему въ сѣверныхъ странахъ дѣти весьма часто подвержены. Стручковые плоды, по содержанію въ значительномъ количествѣ крахмала и слизи, принадлежатъ къ питательнымъ средствамъ.

Огородныя овощи составляютъ также весьма значительный классъ питательныхъ веществъ, куда относится разнаго рода зелень употребляемая рѣдко по себѣ, но побольшой части для приправы другихъ блюдъ. Въ нихъ кромѣ прозябаемыхъ волоконъ и значительнаго количества воды содержится небольшая часть слизистаго сахара, бѣлковатаго вещества и солей. Многія изъ веществъ принадлежащихъ къ сему классу могутъ быть различнымъ образомъ сохраняемы на долгое время, какъ на примѣръ капуста сохраняется посредствомъ окисанія. Хорошо окисленная капуста благотворно дѣйствуетъ на желудокъ, худо заквашенная или уже окислая, и приходящая къ степени разложенія вредитъ оному; колики, поносы и невареніе желудка суть самыя обыкновенныя оной послѣдствія. Случающіеся поносы въ большихъ заведеніяхъ, особливо въ зимнее время, часто происходятъ отъ дурной проквашенной капусты, употребляемой для приправы щей или соуса. Сладкія коренья, какъ то: морковь, брюква, рѣпа, свекла и другія симъ подобныя, заключающія въ избыткѣ бѣлковатое вещество, по себѣ особливо при слабости желудка не составляютъ здоровой пищи; будучи же примѣшиваемы къ мясной пищѣ служатъ для здоровыхъ людей хорошимъ питаніемъ. Коренья, содержащія острыя ароматическія свойства, зависящія отъ эфирнаго масла и остраго начала, хотя и споспѣшествуютъ сваренію пищи, но по непріятному оныхъ запаху или острому вкусу мало употребляются; особливо сюда относятся: лукъ, чеснокъ, хренъ и рѣдька. Впрочемъ желательно, чтобы сіи вещества въ публичныхъ и частныхъ заведеніяхъ, по крайней мѣрѣ для приправы кушанья, были введены въ употребленіе; ибо онѣ кромѣ того, что усиливаютъ дѣятельность пищеварительныхъ органовъ, принадлежатъ также къ дѣтскимъ противоглистнымъ средствамъ.

Изъ грибовъ нѣкоторые употребляются въ пищу, другіе же составляютъ ядовитыя вещества. Посему при употребленіи оныхъ должно имѣть великую осторожность. Съѣдомые грибы, будучи употребляемы въ излишествѣ скоро разстроиваютъ пищеварительные органы; въ умѣренномъ количествѣ и приправленные животно растительными веществами составляютъ пріятную пищу. Слишкомъ старые или перезрѣвшіе грибы претерпѣваютъ нѣкоторой родъ разложенія, развивающаго въ оныхъ вредоносное свойство; при чемъ они получаютъ желтоватый и даже темный цвѣтъ съ сильнымъ на гнилой похожій запахомъ, почему къ употребленію въ пищу не годятся. Во всякомъ случаѣ грибы приготовляемые для пищи предварительно должны быть обварены въ кипячей водѣ, дабы симъ освободить изъ оныхъ острое начало свойственное сему классу прозябеній.

О питательныхъ веществахъ изъ царства животнаго.

Хотя растительное царство представляетъ намъ гораздо больше веществъ употребляемыхъ въ пищу, но онѣ по сущности менѣе доставляютъ питательной массы для нашего организма, нежели животная пища. Мы уже сказали, что животная пища преизобилуетъ питательными началами въ совокупности съ раздражающими. Посему она не иначе какъ въ соединеніи съ растительною пищею для дѣтей должна быть употребляема. Въ дѣтскомъ возрастѣ пищеварительные органы требуютъ болѣе дѣятельности, нежели питанія; и чѣмъ моложе субъектъ, тѣмъ больше требуетъ растительной пищи; ибо чрезмѣру умноженное питаніе слишкомъ ускоряя развитіе органовъ, и усиливая ихъ дѣятельность производитъ прилитіе крови къ онымъ, коего послѣдствіемъ бываетъ воспаленіе легкихъ, печени и даже самаго мозга. Человѣкъ по организаціи своей требуетъ какъ растительной такъ и животной пищи; но только различные періоды жизни требуютъ болѣе или менѣе различной пищи. Чѣмъ далѣе приближается онъ къ совершенному своему развитію, уставомъ природы ему предназначенному, тѣмъ пища должна быть болѣе животная, нежели растительная, ибо по мѣрѣ сего способъ питанія долженъ увеличиваться.

Животную пищу составляютъ всѣ вещества получаемыя изъ животнаго царства, и удерживающія онаго свойства. Первоначальную и почти единственную животную пищу для дѣтей составляетъ молоко. Составныя онаго части, доставляющія преимущественное питаніе организму, суть: сыворотка, масло, сахаръ и бѣлокъ. Всѣ безъ изъятія сосцекормящія животныя могутъ доставлять молоко, но употребляемое нами обыкновеннѣе есть коровье, рѣже козье, лошадиное и ослиное; первое будучи въ общемъ и почти ежедневномъ употребленіи составляетъ весьма важную отрасль народной промышленности; послѣднія, покрайней мѣрѣ въ нашихъ странахъ, употребляются по назначенію Врачей, при болѣзненныхъ припадкахъ груди, сопряженныхъ со всеобщимъ изнѣможеніемъ организма. Коровье молоко относительно своей объятности не много содержитъ питательныхъ началъ; въ десяти частяхъ онаго девять десятыхъ находится воды; слѣдовательно оно заключая въ себѣ питательныя начала слишкомъ растворенными не столько доставляетъ питанія, сколько служитъ для утоленія раздраженнаго состоянія желудка, и соединяя въ себѣ качества какъ растительной такъ и живoтной пищи, даетъ свойственную дѣтскому возрасту пищу.

Общее дѣйствіе молока на человѣческій организмъ состоитъ въ томъ, что доставляя ему питаніе умаляетъ раздражительность, и уменьшаетъ скорость кровообращенія; по сей причинѣ полезнѣе оное употреблять дѣтямъ раздражительнаго и нервнаго сложенія; имѣющія же слабую дѣятельность, темперамента флегматическаго, наклонныя къ заваламъ и засореніямъ первыхъ путей должны избѣгать онаго; есть впрочемъ дѣти, которыя по особой ихъ организаціи не могутъ переносить молока.

При употребленіи въ пищу молока для дѣтей должно обращать вниманіе на состояніе здоровья коровы, отъ которой оно получается; онѣ часто бываютъ подвержены бугорчатой чахоткѣ; молоко таковыхъ бываетъ слишкомъ жидко, синеватаго цвѣта и мало содержитъ фосфорокислой извѣсти; будучи употребляемо въ пищу скоро разстроиваетъ пищеварительные органы, а у малолѣтныхъ дѣтей продолжительное употребленіе онаго бываетъ причиною дѣтской сухотки. Качество молока зависитъ также отъ качества пищи употребляемой коровами; пасущіяся въ лѣтнее время на хорошихъ и тучныхъ пажитяхъ доставляютъ лучшее молоко, нежели въ зимнее время кормящіяся въ стойлахъ. Питающіяся острыми и наркотическими травами доставляютъ молоко, удерживающее качество сихъ растѣній. Изъ сего слѣдуетъ, сколь велика должна быть осторожность при покупкѣ молока для употребленія онаго дѣтямъ, а особливо въ публичныхъ и общественныхъ заведеніяхъ.

Изъ молока, посредствомъ извѣстныхъ способовъ, получаются: сливки, кислое молоко, сметана, сыворотка, масло и сыръ. Сливки есть верхній слой образующійся на молокѣ, оставленномъ спокойно стоять на нѣкоторое время. Они питательнѣе молока, ибо содержатъ менѣе воды.

Кислое молоко (извѣстное у простолюдимовъ подъ именемъ простокваши) приготовляется посредствомъ окисленія молока при содѣйствіи теплоты, то есть молоко оставленное на долгое время въ тепломъ мѣстѣ раздѣляется на два слоя, изъ коихъ верхній небольшой образуетъ сметану, а нижній занимающій всю остальную часть составляетъ собственно кислое молоко. Оно принадлежитъ къ прохладительной и здоровой пищѣ. Особливо полезно оную давать дѣтямъ во время лѣта.

Сметана содержитъ много питательныхъ частей наипаче подъ видомъ масла.

Сыворотка получается чрезъ окисаніе молока посредствомъ прибавленія кислоты; отдѣляется также при добываніи масла. Она составляетъ весьма полезное и пріятное питье для дѣтей имѣющихъ слабую грудь.

Масло добывается посредствомъ сбиванія сливокъ или сметаны. Будучи употребляемо само по себѣ составляетъ тяжелую пищу для желудка; а потому не совсѣмъ хорошо тѣ дѣлаютъ, кои даютъ оное дѣтямъ вмѣсто завтрака съ хлѣбомъ.

Изъ кислаго молока разнымъ образомъ приготовляются различные роды сыра, изъ коихъ соленой есть весьма питателенъ, и дѣйствуетъ на желудокъ возбуждая въ немъ дѣятельность; посему полезно давать оный дѣтямъ въ небольшомъ количествѣ.

Яица составляютъ весьма питательную и полезную пищу особливо для дѣтей. Онѣ состоятъ изъ двухъ главнѣйшихъ веществъ: бѣлковатаго (бѣлокъ) и слизистаго (желтокъ). При употребленіи оныхъ по себѣ или въ различныхъ яствахъ главнѣйшее условіе для удобоваримости есть единообразное смѣшеніе бѣлка съ желткомъ; посему въ жидкомъ только состояніи онѣ составляютъ удобосваримую пищу; яица *круто* свареныя принадлежатъ къ весьма тяжелой для желудка пищѣ. Обыкновеннѣйшія въ нашемъ отечествѣ употребляемыя суть куриныя, впрочемъ получаемыя отъ другихъ птицъ имѣютъ тѣже качества.

Собственно животную пищу составляетъ мясная пища; она получается изъ всего царства животнаго. Нижшую степень питательности составляетъ рыбная пища. Она занимаетъ, такъ сказать, средину между растительною и животною. Въ ней преизобилуетъ питательное вещество подъ видомъ студени съ небольшимъ количествомъ клея и слизи. Фосфоръ также преизобилуетъ въ рыбахъ, который, какъ опытомъ дознано, составляетъ причину особенной возбуждающей силы на дѣтородную систему; посему рыбная пища не совсѣмъ свойственна дѣтскому организму; впрочемъ вообще она составляетъ удобосваримую пищу. Свѣжая рыба здоровѣе соленой. Жирныя рыбы тяжело переносятся желудкомъ, почему требуютъ ароматической приправы.

Мясо молодыхъ, домашнихъ, млеко—питающихъ животныхъ составляетъ пріятную, удобосваримую и питательную пищу; посему болѣе всего прилична дѣтскому и юношескому возрасту. Слишкомъ молодыя животныя, у коихъ еще несовершенно образовалась студень, не должны быть употребляемы въ пищу; ибо по трудно-сваримости своей бываютъ причиною у дѣтей колики, поносовъ и несваренія пищи. Мясо птицъ, какъ домашнихъ такъ и дикихъ, составляетъ и питательную и здоровую пищу. Въ нихъ питательныя начала сохраняютъ наибольшее между собою равновѣсіе.

Мясо старыхъ животныхъ, заключающее въ себѣ наибольшую часть волокнистаго вещества, менѣе питательно и не столь удобосваримо; посему оно можетъ быть употребляемо, либо въ соединеніи съ другими веществами, споспѣшествующими пищеваренію, или для приготовленія бульёна, составляющаго питательную пищу.

Жирное мясо, каковое, на примѣръ, составляетъ мясо свиней, трудно переносится желудкомъ; оно разстроиваетъ пищевареніе, производитъ поносы и рвоту, и часто причиняетъ кислоту въ желудкѣ. Употребленіе онаго для дѣтей не совсѣмъ благопріятствуетъ здоровью.

Мясо животныхъ и рыбъ, дабы сохранить оное на долгое время, высушивается либо при содѣйствіи возвышенной температуры, либо вывѣтриваніемъ,—при чемъ предварительно оно просаливается. Симъ способомъ отвращается скоро могущее послѣдовать гніеніе онаго. Обыкновенно на сей конецъ берется мясо старыхъ животныхъ. Высушенное или вывѣтренное мясо составляетъ трудносваримую, слѣдовательно для дѣтей не совсѣмъ здоровую, пищу.

Показавши вкратцѣ обыкновеннѣйшія вещества, употребляемыя въ пищу, должно замѣтить, что степень удобосваримости и даже самой питательности много зависитъ отъ способа приготовленія и совмѣстнаго оныхъ соединенія. Весьма немногія вещества, и сіе преимущественно изъ царства растительнаго, какъ напримѣръ, плоды и нѣкоторые корни растѣній, мы употребляемъ въ пищу, не подвергая оныя никакому способу приготовленія; всѣ прочія либо варятся въ водѣ или другой жидкости, либо при непосредственномъ дѣйствіи возвышенной температуры обжариваются, и симъ образомъ дѣлаются какъ пріятнѣе для вкуса, такъ и удобосваримѣе для желудка. Искуство въ приготовленіи яствъ нынѣ доведено до высшей степени совершенства, такъ что составляетъ предметъ болѣе роскоши, нежели необходимости.

О времени для пищи.

Что касается до времени, въ которое должно давать пищу дѣтямъ, оно различествуетъ по возрасту. Самыя малолѣтныя дѣти не имѣютъ для сего опредѣленнаго времени. Онѣ должны ѣсть тогда, когда хотятъ; ибо позывъ ихъ на пищу есть всегда слѣдствіе внутренняго возбужденія. Частое, но въ маломъ количествѣ, употребленіе пищи для малолѣтныхъ дѣтей гораздо здоровѣе и полезнѣе, нежели давать имъ въ извѣстное опредѣленное время до пресыщенія. Дѣти же взрослыя особливо тѣ, кои находятся въ публичныхъ или частныхъ общественныхъ заведеніяхъ, будучи приучаемы вообще къ порядку, должны имѣть оной и въ семъ случаѣ. По большой части время для дѣтской пищи имѣетъ четыре разряда: завтракъ, обѣдъ, полдникъ и ужинъ.

Завтракомъ называется утреннее употребленіе пищи. Онъ дается дѣтямъ для утоленія голода, могущаго послѣдовать въ промежуткѣ времени до обѣда; вещества, на сей конецъ употребляемыя, должны быть удобосваримы и не слишкомъ питательны; ибо цѣль употребленія въ сіе время пищи дать, такъ сказать, занятіе или работу пищеварительнымъ органамъ; посему чай съ хлѣбомъ, или вмѣсто чаю сбитень съ ароматическими приправами приготовленный, молоко, также сыръ соленой, въ лѣтнее время плоды созрѣлые въ маломъ количествѣ, составляютъ лучшія вещества для завтрака; отнюдь не должно для сего давать дѣтямъ мяса, а особливо конфетовъ, вареній и пирожныхъ; ибо первое слишкомъ питательно, послѣдніе будучи по себѣ употребляемы бываютъ причиною происхожденія глистовъ. Несправедливо нѣкоторые совѣтуютъ давать поутру сухой хлѣбъ; онъ не имѣя свойства раздражать слинныхъ железъ, и умножать симъ образомъ отдѣленіе слины, съ трудомъ дѣтьми проглатывается; отъ чего происходитъ у нихъ тягостная икота. Время для завтрака должно быть по прошествіи одного или не болѣе двухъ часовъ послѣ сна.

Обѣдъ составляетъ главнѣйшее основаніе употребленія пищи; вещества входящія въ составъ онаго должны имѣть всѣ свойства хорошей пищи. Для дѣтей въ общественныхъ заведеніяхъ три блюда, хорошо приготовленныя, весьма достаточны; сіи блюда должны быть: супъ или щи съ какимъ либо мясомъ, всего лучше для здоровыхъ дѣтей съ говядиною приготовленные, небольшая часть говядины или другаго мяса обжаренная или въ соусѣ приготовленная, и въ заключеніе какіе либо овощи или плоды, либо салатъ вмѣстѣ съ обжареннымъ мясомъ употребляемый. Употребленіе бо́льшаго числа яствъ составляетъ предметъ роскоши. Время, въ которое должны обѣдать дѣти, не вездѣ можетъ быть одинаково по различію ихъ занятій; вообще оно должно быть отъ 4 до 6 часовъ послѣ завтрака, то есть около двухъ часовъ по полудни.

Полдникъ, также какъ и завтракъ, ограничивается самымъ малымъ употребленіемъ пищи; чай съ хлѣбомъ или хлѣбъ съ сыромъ для сего весьма достаточны.

Ужинъ составляетъ вечернее употребленіе пищи; на сей конецъ также должны употреблять немного кушанья, весьма легкаго и удобосваримаго; особливо мясная пища, такъ какъ и всѣ вообще слишкомъ питательныя и раздражительныя вещества, не должны быть подаваемы къ ужину дѣтей. Хорошій супъ съ хлѣбомъ для сего достаточенъ; также полезны въ небольшомъ количествѣ овощи и плоды. Время онаго не совсѣмъ опредѣлительно; но для воспитанниковъ публичныхъ заведеній оно должно быть не ранѣе 8 и не позже 9 часовъ вечера, дабы дѣти не тотчасъ послѣ ужина ложились въ постелю; ибо отъ сего онѣ имѣютъ безпокойный сонъ.

Выборъ пищи, способъ приготовленія, достаточное, но не излишнее употребленіе оной составляютъ главнѣйшія условія для здоровья воспитанниковъ; ибо худая пища не доставляя надлежащаго качества питательной массы, останавливаетъ развитіе организма, располагаетъ и даже производитъ различнаго рода худосочія; самыя умственныя способности подавляются и не имѣютъ той быстроты, каковая должна бы обнаруживаться при хорошемъ питаніи. Нѣтъ сомнѣнія, что излишество во всякомъ случаѣ вредитъ; равно и въ семъ случаѣ не умѣренное питаніе, производя изобиліе соковъ, ускоряетъ жизненный процессъ, и производитъ разныя болѣзни воспалительнаго свойства, или такъ называемую остроту крови, обнаруживающуюся вередами, либо накожными хроническими сыпями.

О питьѣ.

Недостатокъ растворяющаго вещества, особливо при принятіи пищи, обнаруживается особеннымъ чувствованіемъ, отъ полости рта до самаго желудка, именуемымъ жаждою, подобно какъ при недостаткѣ пищи мы ощущаемъ голодъ; послѣдній удовлетворяется пищею, а первая питьемъ.

О водѣ для питья.

Самое естественное питье есть вода. Она составляетъ лучшее разрѣшающее средство; твердыя вещества, внесенныя въ желудокъ, удобно оною разводятся и дѣлаются удобосваримыми; жидкія слишкомъ раздражающія, будучи оною разведены, дѣлаются менѣе раздражительными. Вода по свойству своему принадлежитъ къ прохлаждающимъ средствамъ; она уменьшаетъ скорость кругообращенія въ крови и ослабляетъ умноженную раздражительность; дѣйствуетъ на нервную систему, какъ успокоивающее средство; слѣдовательно вода составляетъ самое здоровое питье для дѣтей. Но дабы въ полномъ смыслѣ она была полезнымъ питьемъ, не должна заключать въ себѣ никакихъ, случайнымъ образомъ въ оной находящихся, примѣсей, или другихъ постороннихъ веществъ болѣе или менѣе въ оной удобораспворимыхъ. Чистая вода, будучи принята даже въ незначительномъ избыткѣ, не причиняетъ никакихъ болѣзненныхъ припадковъ. Но и вода можетъ составлять весьма часто случайную причину многихъ болѣзней, либо смѣшеніемъ съ посторонними веществами, или не надлежащею температурою.

Къ самымъ вреднымъ примѣсямъ принадлежать разныя животныя и растительныя, частію уже согнившія, вещества, кои разлагаясь производять различныя вредоносныя испаренія, удобно соединяющіяся съ водою, и освобождающія отъ оной значительную часть углекислоты, составляющей необходимую оной примѣсь. Таковы суть всѣ стоячія воды; почему болотная и находящаяся въ прудахъ вода составляетъ весьма вредное питье, особливо для дѣтей, у коихъ дѣятельность пищеварительныхъ органовъ весьма скоро разстроивается. Такимъже образомъ дѣйствуетъ вода долго сохраняемая въ деревянныхъ сосудахъ.

Растворъ различныхъ солей въ водѣ дѣлаетъ оную неспособною ко всегдашнему употребленію. Она будучи полезна въ разныхъ болѣзненныхъ случаяхъ, вредитъ здоровому организму.

Перегнанная вода, теряя углекислоту, дѣлается неспособною къ употребленію. Вода по свойству не имѣетъ никакого вкуса, но въ семъ случаѣ она дѣлается непріятною къ питью и тяжелою для желудка, разумѣя оной въ здоровомъ состояніи.

Что касается до температуры воды, то всякому уже извѣстно, что слишкомъ холодная вода производитъ разнаго рода простуды, а всего чаще и опаснѣе воспаленіе въ пищеварительныхъ органахъ,—болѣзнь часто смертельную. Блюстители юношества, въ числѣ первыхъ обязанностей, должны имѣть, чтобы воспитанники не употребляли для питья холодной воды послѣ усиленныхъ движеній, когда обыкновенно жажда умножается отъ возвышенной дѣятельности въ кожѣ; въ такомъ случаѣ отъ употребленія холодной воды отдѣленіе кожи, то есть испарина, отъ спазмодическаго сжатія волосныхъ сосудцовъ пріостанавливается, и причиняетъ горячки, или раждаются воспаленія внутреннихъ органовъ, отъ устремленія къ онымъ крови.

Самая лучшая вода для питья есть ключевая, потомъ находящаяся въ быстрыхъ рѣкахъ, имѣющихъ песчаный грунтъ.

Проведеніе воды посредствомъ трубъ, недавно введенное въ употребленіе, не совсѣмъ изъято отъ вредныхъ послѣдствій; чтобы вода, протекающая чрезъ трубы, имѣла надлежащія свои качества, должна находиться въ безпрестанномъ движеніи; въ противномъ случаѣ она увлекая съ собою различныя, хотя бы въ весьма маломъ количествѣ находящіяся вещества, и оставаясь неподвижною нѣсколько часовъ въ оныхъ, отлагаетъ сіи случайно къ оной примѣшавшіяся частицы; отъ чего трубы засоряются и доставляютъ питье не совсѣмъ для здоровья благопріятное.

Самое устройство трубъ также весьма много имѣетъ вліянія на качество воды; деревянныя трубы совсѣмъ негодны; свинцовыя также неспособны; ибо свинецъ, по свойству своему окисляться отъ дѣйствія воды, въ семъ случаѣ превращаясь, хотя и медленно, въ свинцовый окись, растворяется текущею въ оныхъ водою, и составляетъ весьма вредную для здоровя примѣсь; слѣдовательно протекающая чрезъ таковыя трубы вода не можетъ быть употребляема ни для питья, ни для приготовленія пищи. Трубы чугунныя предпочтительнѣе могутъ для сего употребляться; ибо чугунъ, состоящій изъ угля и желѣза, не окисляется, а слѣдовательно и не растворяется. Если и допустить, что отъ механическаго тренія воды на стѣны трубы, малѣйшая часть оныхъ отдѣляется и уносится водою, то таковая примѣсь ни мало не вредна для здоровья.

О питательныхъ и кислыхъ жидкостяхъ для питья.

Кромѣ сего самою натурою для человѣка опредѣленнаго питья, мы имѣемъ еще различныя для сего употребляемыя жидкости, кои вообще можно раздѣлить на три разряда: питательныя, кислыя и спиртныя.

Различное состояніе пищеварительныхъ органовъ, болѣе или менѣе уклоненное отъ нормальнаго, требуютъ иногда различнаго питья.

Къ питательному питью относятся: отвары различныхъ слизистыхъ корней, молоко приготовляемое изъ сѣмянъ различнаго рода, также изъ сладкаго миндаля, отваръ срацинскаго пшена, ячменя и проч. Сіи жидкости для дѣтей весьма рѣдко могутъ быть употребляемы вмѣсто обыкновеннаго питья, ибо причиняютъ слизь и кислоту въ первыхъ путяхъ; съ пользою же могутъ быть даваемы при усиленной раздражительности пищеварительныхъ органовъ; въ семъ случаѣ онѣ, будучи одарены облекающею силою, служатъ притупляющимъ средствомъ.

Кисловатыя жидкости, куда относятся: квасъ, лимонадъ, равно приготовляемыя изъ различныхъ ягодъ, какъ то: малины, смородины, брусники и особливо клюквы, составляютъ прохлаждающее питье. Лѣтнее, жаркое время преимущественно требуетъ употребленія онаго; ибо въ сіе время желудочной сокъ получая болѣе алкалическое свойство, весьма удобно неутрализируется кисловатымъ питьемъ. Сверхъ сего жары вліяніемъ своимъ умножаютъ экспансивную силу организма, то есть, ускоряя движеніе въ системѣ кровообращенія расширяютъ, такъ сказать, твердыя органическія части, по свойству теплоты обнаруживать таковое дѣйствіе на всѣ вещества; кислое питье, будучи противоположно по своему дѣйствію, умѣряетъ оной силу, и симъ образомъ противится вредному оной вліянію на организмъ; посему я полагаю, обыкновенной въ нашемъ отечествѣ употребляемый, квасъ, хорошо выброженный, составляетъ для дѣтей въ лѣтнее время хорошее питье. Самыя малолѣтныя дѣти могутъ съ пользою оной употреблять, если состояніе желудка позволяетъ; ибо употребленіе онаго отчасти отвращаетъ происхожденіе Англинской болѣзни, которая не рѣдко бываетъ послѣдствіемъ слишкомъ пресной и деликатной пищи, употребляемой для дѣтей.

О спиртныхъ жидкостяхъ для питья.

Къ спиртнымъ жидкостямъ или алкоическимъ относятся: пиво, портеръ, разныя виноградныя вина, хлѣбное вино, сладкія водки и тому подобныя. Сила сихъ жидкостей, которую онѣ обнаруживаютъ на нашъ организмъ, есть сильно возбуждающая дѣятельность нервной системы, и усиливающая раздражимость сосудистой. Дѣтскій и юношескій возрастъ представляютъ вообще умноженную дѣятельность всѣхъ органическихъ отправленій. Живость и быстрота въ чувствахъ, удобораздражимость органовъ, сильное и скорое кругообращеніе крови, умноженная естественная теплота суть обыкновенныя явленія развивающагося, такъ сказать, несозрѣлаго организма. Посему давать спиртныя жидкости дѣтямъ—значитъ умножать еще болѣе по самому свойству уже возвышенную его дѣятельность; послѣдствіемъ чего бываютъ разныя болѣзненныя явленія какъ въ нервной, такъ и въ сосудистой системѣ. Дѣятельность нервной системы, будучи чрезмѣру отъ употребленія сего рода жидкостей возвышена, часто имѣетъ своимъ слѣдствіемъ упорной коклюшъ, судорги, тупость и ослабленіе умственныхъ и чувственныхъ способностей. Умножая же раздражительность и ускоряя кругообращеніе въ крови, онѣ дѣйствуютъ самымъ вредоносным образомъ на легкія. Въ несозрѣломъ дѣтскомъ организмѣ легкія, какъ главный органъ сосудистой системы, представляютъ всегда умноженную раздражительность. Малое возбужденіе производитъ прилитіе крови къ онымъ, отъ чего происходятъ острыя или хроническія воспаленія, изъ коихъ послѣднія, по свойству своему, не обнаруживаясь явными припадками, могутъ скрываться у дѣтей весьма долгое время подъ видомъ кашля, и потомъ оканчиваются чахоткою. Самый опытный и предусмотрительный Врачь не всегда можетъ оныя открыть, даже при строгомъ назиданіи своемъ. Самое плототвореніе, то есть физическое развитіе органовъ, не изъято отъ вредоноснаго вліянія, происходящаго при употребленіи въ юномъ возрастѣ спиртныхъ жидкостей; выдѣлываніе питательной массы и превращеніе оной въ органическую матерію уклоняются отъ нормальнаго своего состоянія; посему, мнѣ кажется, происхожденіе Англинской болѣзни не рѣдко бываетъ послѣдствіемъ прежде временнаго употребленія дѣтьми вина.

Впрочемъ всѣ сіи жидкости, по различному содержанію спиртнаго начала и другихъ заключающихся въ оныхъ веществъ, различно дѣйствуютъ на дѣтской организмъ, такъ что нѣкоторыя изъ оныхъ, при извѣстномъ состояніи организма и по назначенію благо-

*

разумнаго Врача, могутъ быть употребляемы и для дѣтей.

Пиво составляетъ питье спиртное и вмѣстѣ питательное; слѣдовательно оно имѣетъ преимущество предъ прочими сего рода питьями. Оно заключая въ растворѣ своемъ довольно значительное количество сахарнаго и слизистаго вещества пріятно для вкуса. Съ пользою можетъ быть даваемо дѣтямъ имѣющимъ слабую грудь; но въ семъ случаѣ должно смотрѣть, чтобы пиво не преизобиловало спиртнымъ началомъ; ибо сіе послѣднее дѣйствуетъ подобно вину, слишкомъ разгорячая раздражительную систему. Пиво, въ маломъ количествѣ содержащее спиртное начало, раздражая отчасти желудокъ поспѣшествуетъ пищеваренію и само по себѣ служитъ питаніемъ. Употребляемое въ излишествѣ можетъ причинять вѣтры и поносъ.

Портеръ принадлежитъ къ крѣпкимъ слишкомъ раздражающимъ напиткамъ; въономъ преизбыточествуетъ экстрактивное горькое вещество въ соединеніи съ спиртомъ. Вредъ онаго для дѣтей въ такомъ же содержаніи находится, въ какомъ польза для людей пожилыхъ, у коихъ дѣятельность всѣхъ системъ начинаетъ приходить въ ослабленіе.

Употребленіе виноградныхъ винъ для дѣтей, по различному количеству содержанія въ оныхъ спирта, различнымъ образомъ вредитъ. Бѣлыя вина, изобилующія спиртомъ, болѣе вредятъ нежели красныя, имѣющія въ растворѣ своемъ экстрактивныя вещества. Ничто столько не можетъ удивлять, какъ злоупотребленіе, утвержденное временемъ и многими къ сожалѣнію Врачами,—давать дѣтямъ вино; между тѣмъ какъ оно въ полномъ смыслѣ влечетъ за собою всѣ изложенныя мною выше послѣдствія спиртныхъ жидкостей. Весьма немногіе случаи могутъ допускать употребленіе вина, какъ полезное средство; къ симъ рѣдкимъ случаямъ можно отнести: расположеніе дѣтей къ худосочіямъ, особливо цинготнаго свойства, также нѣкоторые эндемическія болѣзни, какъ то: кровавые поносы и перемежающіяся лихорадки, свирѣпствующія особливо въ низменныхъ и болотистыхъ мѣстахъ. Но и въ семъ случаѣ употребленіе онаго дѣтямъ должно быть органичено, то есть, оно должно быть даваемо разведенное значительнымъ количествомъ воды. Красныя вина, содержащія въ себѣ экстрактивныя вещества, имѣютъ здѣсь преимущество.

Что касается до употребленія хлѣбнаго вина, сладкихъ водокъ и тому подобныхъ спиртныхъ напитковъ, то оно кромѣ вредоноснаго вліянія какъ въ физическомъ, такъ и въ нравственномъ смыслѣ, не обнаруживаетъ никакого полезнаго дѣйствія на дѣтей. Посему правило возбранять употребленіе винъ, коему всегда слѣдуютъ въ общественныхъ заведеніяхъ, основано на правилахъ истиннаго благоразумія, имѣющаго цѣлію сохранить здоровье дѣтей, воспитаніе коихъ поручается Правительству или частному лицу, обязующемуся воспитывать юношество.

Къ самому слабому спиртному питью принадлежитъ медъ, который составляетъ сладкой и для вкуса весьма пріятный напитокъ. Спиртное начало въономъ содержится въ самомъ маломъ количествѣ, а преизобилуетъ сахарное вещество въ соединеніи съ небольшимъ количествомъ слизистаго. Дѣти охотно оный пьютъ; но не льзя совѣтывать для ежедневнаго употребленія; ибо онъ производитъ вѣтры, разстроиваетъ пищевареніе и весьма много содѣйствуетъ происхожденію глистовъ.

О собственныхъ органическихъ силахъ, какъ вліяніяхъ діэтетическихъ.

Излагая діэтетическія средства, до сего времени мы ограничивались только тѣми, которыя или защищаютъ нашъ организмъ отъ внѣшнихъ вліяній, или служатъ ему доставленіемъ органической массы, и симъ поддерживаютъ безпрестанное плототвореніе, на коемъ основана жизнь организма; но кромѣ сихъ вліяній есть весьма много еще другихъ, составляющихъ необходимое условіе его самобытности; къ нимъ относятся: естественныя отправленія организма, различныя движенія онаго, производимыя дѣйствіемъ раздражительной системы и напряженіемъ нервной, обнаруживающейся различными видами чувствованія, и сила умственныхъ способностей.

О вліяніи сна на организмъ.

Къ главнымъ естественнымъ отправленіямъ въ діэтетическомъ смыслѣ принадлежитъ сонъ.

Сонъ есть противоположное состояніе бдѣнію. Бдѣніе организма происходитъ отъ взаимнаго дѣйствія нервной системы съ собственнымъ тѣломъ и внѣшнимъ міромъ; сіе взаимное дѣйствіе производитъ внутреннее напряженіе нервной системы, составляющее собственно бдѣніе. Когда чувственные органы и умственныя нащи способности существуютъ въ естественныхъ ихъ отправленіяхъ, тогда организмъ бдитъ. Временное прекращеніе сихъ отправленій составляетъ сонъ, который происходитъ отъ ослабленія взаимнаго напряженія нервной системы съ внѣшнимъ міромъ. Во время сна нервная система, дотолѣ находившаяся въ безпрерывно-напряженномъ состояніи принимаетъ состояніе недѣятельности—успокоенія. Она изнемогая и утомляясь во время бдѣнія, получаетъ возстановленіе во время сна; посему послѣ пробужденія мы всегда чувствуемъ силы наши укрѣпившимися.

Въ то время, когда нервная система какъ въ чувственной, такъ и въ двигательной ея силѣ приходитъ въ ослабленіе, когда внѣшнія вещи перестаютъ дѣйствовать на нашъ организмъ въ видѣ безпрестанныхъ раздраженій, производящихъ и поддерживающихъ, возвыщающихъ и ослабляющихъ нервную дѣятельность, когда всѣ чувственные и двигательные органы находятся въ совершенномъ покоѣ, естественныя отправленія, клонящіяся къ поддержанію и возстановленію матеріяльнаго бытія организма, возвышаются въ ихъ дѣятельности; пищевареніе, превращеніе питательной массы въ органическую и совершенное оной каждому органу уподобленіе происходятъ съ бо́льшею живостію; посему человѣческая жизнь въ продолженіи сна представляетъ жизнь болѣе растительную; ибо во время онаго преимуществуетъ предъ всѣмъ плототвореніе. Люди безпечные много спятъ и тучнѣютъ; тучность неболѣзненная есть доказательство хорошей вегетаціи.

Дѣтскій и юношескій возрастъ составляютъ ту эпоху жизни человѣческой, гдѣ находится въ перевѣсѣ ращеніе и развитіе органовъ, зависящія отъ плототворенія; растительная жизнь въ семъ возрастѣ владычествуетъ надъ животною, и сіе бываетъ тѣмъ больше, чѣмъ дитя моложе, то есть, чѣмъ ближе къ началу своего рожденія; по сей причинѣ мы видимъ, что младенцы проводятъ большую часть жизни своей во снѣ, дѣти и юноши спятъ больше, нежели взрослые и возмужалые; старики спятъ очень мало, ибо плототвореніе у нихъ совершается весьма медленно; таковъ есть законъ самой природы. Чтобы сохранить сколько возможно здоровье дѣтей, должно слѣдовать тѣми путями, кои сама природа намъ показуетъ; малолѣтнымъ дѣтямъ разумѣя отъ новорожденныхъ и до шести или семи лѣтъ, должно предоставлять для сна столько времени, сколько природа ихъ къ тому побуждаетъ; сонъ ихъ не долженъ быть ничѣмъ нарушаемъ; правильное и точное распредѣленіе часовъ для сего возраста не имѣетъ никакого мѣста; сіе самое будетъ содѣйствовать къ совершеннѣйшему ихъ развитію. Дѣти отъ 8 и до 12 лѣтъ, могутъ быть уже приучаемы къ правильнѣйшему раздѣленію времени; для сна необходимаго къ возстановленію ихъ силъ, изнемогающихъ во время бдѣнія, достаточно отъ 9 и до 8 часовъ. Дѣти же имѣющія болѣе 12 лѣтъ могутъ быть довольны, безъ нарушенія ихъ здоровья, отъ 8 и до 7 часовъ; меньшее же число часовъ, опредѣленное на сей конецъ для дѣтей, вредитъ ихъ здоровью; ибо въ такомъ случаѣ плототвореніе ослабѣваетъ; питаніе и развитіе органовъ происходитъ медленнѣе, отъ чего онѣ бываютъ блѣдны и мало ѣдятъ; умственныя и чувственныя ихъ способности притупляются; сила въ мышцахъ ослабѣваетъ, и они дѣлаются безсильными. Почему въ заведеніяхъ, заключающихъ значительное число дѣтей для воспитанія, должно̀ быть непремѣннымъ правиломъ, позволять дѣтямъ спать не менѣе семи часовъ.

Дабы сонъ въ полномъ смыслѣ могъ служить возстановленіемъ ослабѣвшихъ во время бдѣнія силъ, онъ долженъ быть тихъ и непрерываемъ никакими ни внѣшними, ни внутренними возбужденіями; первыя по мѣрѣ возможности, при строгомъ надзорѣ за внѣшнимъ порядкомъ въ общественныхъ заведеніяхъ, удобно отклоняться могутъ; послѣднія, то есть внутренныя возбужденія, состоящія въ различныхъ сновидѣніяхъ болѣе или менѣе нарушающихъ сонъ, не всегда могутъ быть отвращаемы; ибо сновидѣнія происходятъ отъ внутренняго напряженія нервной силы, производимаго либо прежними, сильно душу нашу поражающими впечатлѣніями, или внутри организма находящимися раздраженіями; слишкомъ обремененный желудокъ, глисты, раздражающая пища и питье суть самыя обыкновенныя онаго причины. Особенное слабое нервное состояніе также располагаетъ къ различнымъ сновидѣніямъ; посему дѣтямъ возбраняется раздражающая пища и питье во время ужина, какъ о семъ было уже сказано въ своемъ мѣстѣ.

Самое *приличное для дѣтей время для*

сна 10 часовъ вечера и до шести утра, что обыкновенно и наблюдается во всѣхъ общественныхъ заведеніяхъ.

О движеніи вообще и вліяніи онаго на организмъ.

Движеніе, какъ слѣдствіе механизма мышицъ, подъ нервнымъ вліяніемъ происходящее, составляетъ предметъ физіологіи. Движеніе въ діэтетическомъ смыслѣ разумѣется только то, которое бываетъ слѣдствіемъ произвольнаго нашего дѣйствія. Въ семъ случаѣ оно имѣетъ весьма важное вліяніе на всю нашу животную экономію.

Чтобы лучше и яснѣе уразумѣть важность движенія, каковую оно обнаруживаетъ на нашъ организмъ, нужно отчасти знать, какимъ образомъ оное совершается.

Вліяніе мозга и происходящихъ отъ него нервовъ составляетъ необходимое условіе движенія. Внѣшнія впечатлѣнія поражая наши чувства передаются мозгу, который собственною дѣятельностію сообщаетъ оныя мышицамъ, кои исполняя, такъ сказать, волю его, сообразно сдѣланнымъ на мозгъ впечатлѣніямъ, производятъ различныя сжатія и расширенія, составляющія способъ движенія. Съ прекращеніемъ вліянія мозга на мышицы прекращается всякое движеніе. Движеніе частное, то есть какого либо органа или члена, происходитъ также отъ находящихся въ оныхъ нервовъ подъ главнымъ вліяніемъ мозга. Всеобщее движеніе тѣла производится всеобщимъ дѣйствіемъ нервной системы; слѣдовательно при движеніи нервная система находится въ безпрерывномъ дѣйствіи или напряженіи. Но не одна нервная система дѣйствуетъ въ произведеніи движенія; кровеносные сосуды, доставляющіе всему организму какъ физически такъ и динамически силу, также учавствуютъ въ ономъ. По совершенномъ пресѣченіи кругообращенія крови въ членахъ слѣдуетъ параличь оныхъ, какъ мы видимъ при перевязываніи главныхъ сосудовъ, доставляющихъ кровь; симъ убѣждаемся, что влiянiе крови есть необходимое условiе движенiя; ибо она составляетъ безпрестанное и необходимое раздраженiе организма. Слѣдовательно движенiе мышицъ, состоящее въ сокращенiи и расширенiи мышечныхъ волоконъ, совершается влiянiемъ нервной системы при содѣйствiи кровеносной.

Движенiе, разсматриваемое какъ слѣдствiе таковаго дѣйствiя, отъ воли нашей происходящаго, дѣлается само по себѣ важною причиною перемѣны во всѣхъ отправленiяхъ организма; хотя движенiе предполагаетъ преимущественное дѣйствiе мышечной системы; но поелику въ семъ случаѣ участвуютъ и прочiя органическiя отправленiя, то оно обнаруживаетъ дѣйствiе свое на всю животную экономiю.

При движенiи нервная система находится въ напряженiи, какъ первоначальная причина движенiя. Посему послѣ усиленнаго и слишкомъ продолжительнаго движенiя слѣдуетъ всеобщее ослабленіе, обнаруживающееся желаніемъ покоя и наклонностію ко сну. При движеніи кругообращеніе крови въ сосудахъ ускоряется; жилобіеніе дѣлается скорѣе и сильнѣе; равно кровь, проходя съ большею быстротою и силою, проницаетъ даже въ волосные сосудцы, то есть, устремляется къ периферіи тѣла; отъ чего показывается румянецъ на лицѣ и краснота во всемъ тѣлѣ. Равнымъ образомъ отправленіе кожи усиливается: испарина умножается. Легкія, составляющія главный органъ кровообращенія, видимымъ образомъ въ семъ участвуютъ и кровь, съ быстротою проходя чрезъ оныя, требуетъ бóльшей дѣятельности для окисленія своего; отъ чего при движеніи дыханіе скорѣе происходитъ. Различныя отдѣленія внутреннихъ органовъ, какъ то: желудочнаго сока въ желудкѣ, желчи въ печени, слизи въ кишкахъ и проч. движеніемъ усиливаются, почему послѣ движенія аппетитъ умножается. Изъ сего видно, что движеніе для дѣтей, непревышающее мѣру, содѣйствуетъ укрѣпленію ихъ здоровья. Легкія получаютъ большую силу, кожа возвышаясь въ ея дѣятельности, удобнѣе противится вредоноснымъ внѣшнимъ вліяніямъ; самыя мышицы при безпрерывномъ ихъ упражненіи пріобрѣтаютъ силу и крѣпость, такъ что дѣти таковыя удобнѣе въ послѣдствіи времени могутъ переносить различныя, могущія въ жизни встрѣтиться, трудности. Юлій Цесарь былъ слишкомъ слабъ, но гимнастическія упражненія, какъ повѣствуютъ Историки, укрѣпили слабое его сложеніе. Греки въ древности занимались различными такого рода играми для укрѣпленія своего тѣла.

Каждое правило имѣетъ свои изъятія; такимъ образомъ и въ семъ случаѣ движеніе, толико полезное въ діэтетическомъ смыслѣ, можетъ, при нѣкоторыхъ обстоятельствахъ, быть причиною различныхъ болѣзней, или по крайней мѣрѣ вредить здоровью.

Дѣти со слабою грудью, особливо страдающія пораженіемъ легкихъ, не должны имѣть усиленныхъ движеній; ибо симъ образомъ умноженное кругообращеніе въ крови съ большею силою устремляясь къ легкимъ, производитъ въ оныхъ воспаленіе, коего послѣдствіемъ бываетъ чахотка. Равнымъ образомъ чрезмѣрное движеніе вредитъ—наводя всеобщую слабость, истощеніемъ силъ сопровождаемую, или бываетъ причиною расширенія сосудовъ (аневризмы); ибо кровь стремительно пробѣгая въ сосудахъ, нарушаетъ равновѣсіе оной съ стѣнками самаго сосуда; почему мало помалу стволы сосуда расширяются, либо стѣны онаго приходятъ въ воспалительное состояніе, и претерпѣвая различныя болѣзненныя измѣненія, принимаютъ не натуральной видъ, какъ то: оплотненіе въ стѣнахъ, изъязвленіе и тому подобное, коихъ послѣдствіемъ бываетъ расширеніе сосуда. При неумѣренныхъ движеніяхъ, съ сильнымъ напряженіемъ мышицъ совершаемыхъ, происходятъ грыжи.

Движеніе тотчасъ послѣ обѣда или вообще послѣ пищи вредно, симъ образомъ пищевареніе разстроивается. Несправедливо нѣкоторые думаютъ, что послѣ принятія пищи должно дѣлать нѣкоторыя движенія, полагая что сіе способствуетъ пищеваренію; опытомъ дознано, что дѣятельность пищеварительныхъ органовъ во время покоя и сна гораздо сильнѣе, нежели при движеніи; ибо въ продолженіи онаго нервная дѣятельность, находясь въ напряженіи, устремленномъ къ периферіи, ослабѣваетъ въ центральномъ своемъ дѣйствіи; посему выдѣлываніе пищи и выработываніе питательнаго сока въ сіе время не можетъ происходить съ такою дѣятельностію, какъ во время покоя, гдѣ нервная система напрягается или дѣйствуетъ только отъ внутренняго раздраженія безъ отвлеченія внѣшнихъ. Слѣдовательно полезнѣе для сохраненія здоровья дѣтей употреблять разныя занятія или игры, составдяющія многообразные виды тѣлодвиженія, передъ обѣдомъ и ужиномъ.

Къ сожалѣнію нашему, сія весьма важная отрасль діэтетическихъ вліяній при воспитаніи дѣтей, еще не обратила у насъ особливаго на себя вниманія. Дѣти въ публичныхъ заведеніяхъ, какъ общественныхъ такъ и частныхъ, почти не имѣютъ устроенныхъ для нихъ игръ, или какихъ либо гимнастическихъ занятій. Просидѣвши отъ 8 до 9 часовъ почти въ безпрерывныхъ упражненіяхъ съ учителями, по естественному порядку они утомляются какъ въ физическихъ, такъ и въ умственныхъ своихъ силахъ; не смотря на сіе, послѣ сихъ проведенныхъ съ учителемъ часовъ, еще должны думать о тѣхъ урокахъ, которые имъ даются отъ учителей. Не естественное ли дѣло, что они начинаютъ сперва скучать школьными занятіями, потомъ съ продолженіемъ времени скука сія превращается въ совершенное ничѣмъ непреодолимое отвращеніе ко всѣмъ вообще упражненіямъ, образующимъ ихъ умственныя способности; ни убѣжденія, ни угрозы тогда не могутъ приносить никакой пользы. Дабы отвратить сіе, я полагаю весьма полезнымъ, устроивать въ каждомъ заведеніи, сообразно цѣли онаго, гимнастическія занятія, гдѣ умственныя силы совершенно остаются въ бездѣйствіи, а физическія, находясь въ занятіи, получаютъ большую крѣпость; въ таковомъ случаѣ какъ умственныя, такъ и физическія способности возвышаются въ своей дѣятельности; равно дѣти не будутъ чувствовать того утомленія, которое всегда слѣдуетъ послѣ продолжительнаго ихъ занятія съ учителями.

Обѣденный промежутокъ времени, отъ двухъ до трехъ часовъ въ заведеніяхъ продолжающійся, долженъ быть предоставленъ совершенно для таковыхъ гимнастическихъ занятій, отнюдь не принуждая къ изученію уроковъ, даваемыхъ учителями. Тогда дѣти не будутъ чувствовать ни отягощенія, ни ослабленія своихъ силъ; но съ новою силою, послѣ сихъ пріятныхъ и увеселительныхъ занятій, будутъ переходить къ занятіямъ умственнымъ.

Таковыя тѣлѣсныя упражненія можно раздѣлить на два рода: на дѣятельныя и страдательныя (или недѣятельныя).

Тѣлесныя упражненія дѣятельныя суть различные способы движеній, зависящихъ отъ дѣйствія мышицъ, нашей волѣ подчиненныхъ.

Тѣлесныя упражненія страдательныя или недѣятельныя я называю всѣ движенія, не отъ собственной силы мышицъ зависящія, но происходящія отъ внѣшней; при чемъ тѣло и всѣ части приходятъ также въ нѣкоторой родъ сотрясенія.

О тѣлесныхъ упражненіяхъ дѣятельныхъ или собственно гимнастическихъ.

Сіи упражненія, собственно къ гимнастическимъ занятіямъ принадлежащія, имѣютъ весьма важное вліяніе на всю животную экономію. Въ естественномъ состояніи мышицы, составляющія орудіе произвольнаго движенія, подчинены совершенно нашей волѣ. Постепенно и методически, такъ сказать, ускоренное оныхъ дѣйствіе составляетъ различные виды движенія, какъ то: хожденіе, бѣганье, прыганье, танцы и проч. Таковые различные виды произвольнаго движенія, находясь въ тѣсной связи со всѣми внутренними отправленіями организма, обнаруживаютъ на оныя свое вліяніе; посему пищевареніе, кругообращеніе въ крови, дыханіе, отдѣленія и испражненія болѣе или менѣе усиливаются въ ихъ дѣятельности; ибо дѣйствіе мышицъ, служащихъ къ движенію, находится въ естественной связи какъ матеріальнаго, такъ и динамическаго своего бытія со всѣми внутренними органами; слѣдовательно умноженныя мышечныя движенія умножаютъ силу всѣхъ органовъ.

Къ дѣятельнымъ упражненіямъ принадлежатъ: хожденіе или прохаживанье, бѣганье, прыганье, плаванье, танцы, фехтованье, разнаго рода игры какъ то: игра въ запуски, въ мячь, въ кегли, въ бильярдъ и борьба.

Хожденіе или *прохаживанье* есть самое естественное движеніе, состоящее въ поперемѣнномъ и взаимномъ дѣйствіи мышицъ нижнихъ конечностей, при чемъ мышицы головы и туловища находятся въ непрерывномъ растяженіи. Медленное хожденіе составляетъ обыкновенной родъ прогулки, болѣе приличествующей дѣтямъ слабаго сложенія; оно будучи продолжительно наводитъ нѣкоторой родъ слабости, оказывающейся наклонностію ко сну. Скорое хожденіе приличнѣе дѣтскому возрасту; оно ускоряя дѣятельность всѣхъ органовъ, благопріятно дѣйствуетъ на всѣ жизненныя отправленія, и чрезвычайно укрѣпляетъ силу мышицъ въ ногахъ. Часто упражняющіяся въ семъ родѣ движенія дѣти дѣлаются со временемъ способными къ перенесенію дальнихъ путешествій; посему въ заведеніяхъ, посвященныхъ для военной службы, весьма бы полезно таковое упражненіе дѣтей, соблюдая при семъ, чтобы малолѣтныя дѣти не имѣли слишкомъ продолжительнаго и дальняго пѣшеходства, отъ коего членосоединенія въ ногахъ, такъ какъ и въ прочихъ членахъ, не будучи совершенно еще образованы, могутъ подвергаться воспаленіямъ; даже и взрослыя дѣти во время длинныхъ переходовъ должны имѣть значительный роздыхъ, ибо туловище, упираясь на ногахъ всею своею тягостію, при продолжительномъ хожденіи утомляетъ ножныя мышицы.

При умѣренномъ хожденіи, пищевареніе, кровообращеніе, различныя отдѣленія и испражненія происходятъ съ бóльшею живостію. При семъ не льзя не замѣтить, что чистый и свободный воздухъ, какъ напримѣръ, во время прогулки въ полѣ или близь лѣсовъ, есть самый благопріятный для дѣтей; ибо при благотворномъ онаго вліяніи на легкія возбуждается особенная живость въ умственныхъ способностяхъ.

Бѣганье есть весьма быстрое хожденіе; въ семъ случаѣ мышицы туловища, напереди находящіяся, бываютъ болѣе въ расслабленномъ состояніи, а заднія напротивъ въ сокращеніи; руки, при обыкновенномъ хожденіи служащія къ нѣкоторому роду равновѣсія, бываютъ во время бѣганья въ неподвижномъ состояніи, отъ чего все туловище соединяется въ одну точку тягости, поддерживаемую нижними конечностями. Быстрое движеніе, въ коемъ находятся нижнія конечности, передается всѣмъ органамъ; посему бѣганье безъ вреда продолжительнымъ быть не можетъ; поелику всѣ органическія дѣйствія чрезвычайно усиливаются: пульсъ дѣлается полный и весьма скорый, дыханіе ускоряется, развитіе теплоты умножается, кровь устремляяся къ периферіи производитъ на тѣлѣ красной цвѣтъ и обильную испарину. Изъ сего видно, что бѣганье будучи умѣреннымъ бываетъ для дѣтей полезно, ибо служитъ къ развитію органовъ дыханія, и къ укрѣпленію мышечнаго движенія; слишкомъ же продолженное или усиленное производитъ колотье, воспаленія легкихъ и печени, располагаетъ къ одышкѣ и можетъ причинять расширеніе сосудовъ.

Прыганье есть родъ движенія, при коемъ мышицы, приходя быстро въ сокращеніе и разслабленіе, сообщаютъ всему тѣлу силу подниматься на нѣкоторую высоту. Оно имѣетъ предъ бѣганьемъ то преимущество, что дыханіе при семъ случаѣ весьма мало нарушается. Дѣйствіе онаго на дѣтскій организмъ ограничивается укрѣпленіемъ мышицъ нижнихъ конечностей, сообщая дѣтямъ особенное проворство. Дѣти, у коихъ обѣ ноги дурно развиты, или одна изъ оныхъ не получила совершеннаго образованія, съ пользою могутъ упражняться въ прыганьѣ; посему замѣтивъ у дитяти подобный недостатокъ въ ногахъ, должно занимать его играми съ прыганьемъ соединенными, какъ напримѣръ, скаканьемъ чрезъ веревку, не высоко отъ земли отстоящей, совѣтуя ему при семъ случаѣ дѣлать упоръ наиболѣе на ту ногу, которая у него слабѣе. Прыганья таковыя должны быть дѣлаемы либо на пескѣ, или на соломѣ, отнюдь не на твердыхъ вещахъ; дабы симъ предотвратить могущія происходить въ подобныхъ случаяхъ, сильные противу-удары, грыжи и даже вывихи.

Танцы составляютъ особый родъ движеній, выражающихъ радость и удовольствіе. Онѣ состоятъ изъ обыкновеннаго болѣе или менѣе ускореннаго хожденія и прыжковъ, извѣстнымъ правиламъ подчиненныхъ; всегдашняя совмѣстность танцовъ съ музыкою возвышаетъ силу оныхъ на весь организмъ. Движенія мышицъ, какъ верхнихъ такъ и нижнихъ конечностей, состоящія въ безпрестанномъ оныхъ сокращеніи и разслабленіи, дѣлаются всеобщимъ возбуждающимъ средствомъ; будучи же сопровождаемы музыкою, имѣютъ чрезвычайное вліяніе на всю нервную систему; онѣ возвышаютъ духъ, погружаютъ его въ особенной родъ удовольствія, и придаютъ необыкновенную живость умственнымъ способностямъ. Въ древнія языческія времена, танцы входили въ составъ богослуженія; законодатели разсматривали танцы, какъ необходимое гимнастическое занятіе, благопріятствующее развитію органовъ, и служащее къ возбужденію силы и проворства въ молодыхъ людяхъ; къ сему должно присовокупить, что посредствомъ танцовъ дѣти приучаются къ благородной поступи, и узнаютъ приличія и отношенія, нужныя для общественной жизни; посему введеніе танцовальныхъ классовъ во всѣхъ заведеніяхъ можетъ служить не малою пользою для дѣтей.

Фехтованье состоитъ въ безпрерывномъ дѣйствіи мышицъ рукъ, головы, туловища и нижнихъ конечностей. Фехтующій съ великою быстротою подается всѣмъ тѣломъ то впередъ, то назадъ безъ нарушенія органовъ дыханія. Фехтованье имѣетъ преимущественное вліяніе на укрѣпленіе всей мышечной системы; мышечная сила въ рукахъ и ногахъ у фехтующихъ возвышается; поступь облагороживается; почему сей родъ упражненія составляетъ весьма приличное и полезное гимнастическое занятіе для всѣхъ вообще дѣтей, особливо же предназначенныхъ для военной службы. Самыя слабыя дѣти, будучи занимаемы часто фехтованьемъ, получаютъ крѣпость въ силахъ. Желательно, чтобы во всѣхъ заведеніяхъ нѣсколько часовъ въ недѣлю посвящались фехтованью.

Плаванье также принадлежитъ къ гимнастическому занятію. Дѣти плавающія, кромѣ удовольствія получаемаго ими во время плаванія, пріобрѣтаютъ значительную крѣпость въ мышицахъ, верхнихъ и нижнихъ конечностей. Безпрестанное и попеременное движеніе оныхъ, дѣлаемое при семъ случаѣ для удержанія тѣла своего на поверхности воды, умножаетъ мышечную силу, усиливая дѣятельность въ прочихъ органахъ. Почему полезно позволять дѣтямъ,—плавать въ нарочно устроенныхъ для сего ваннахъ, приучая ихъ къ сему первоначально, или посредствомъ надутыхъ пузырей, подвязанныхъ къ плечамъ, или, еще удобнѣе, протягивая вдоль купальни веревку, за которую бы учащіеся плавать могли держаться.

Бильярдъ составляетъ самое пріятное и полезное занятіе. Движеніе во время бильярдной игры имѣетъ совершенное сходство съ движеніемъ при обыкновенномъ прохаживаньи. Впрочемъ сей родъ занятія болѣе приличенъ людямъ пожилымъ; ибо оно кромѣ удовольствія доставляетъ нѣкоторой родъ возбужденія. Можно и должно позволять сіе и дѣтямъ въ видѣ, такъ сказать, вознагражденія; дѣтямъ слабаго сложенія или изнуреннымъ предшествовавшими болѣзнями игра въ бильярдъ весьма полезна. Къ пользѣ также можно отнести, что игра сія приучаетъ къ вѣрному глазомѣру.

Дѣтскія игры *въ мячь и бѣганье въ запуски*, суть самыя употребительнѣйшія Сіи два способа заключаютъ всѣ, въ полномъ смыслѣ, выгоды быстраго произвольнаго движенія, о чемъ мы говорили выше; посему по всей справедливости не только не должны быть возбраняемы въ публичныхъ заведеніяхъ; но напротивъ Директоры или другіе блюстители юношества должны устроивать таковыя общественныя игры.

Игра въ *кегли*, при коей бываетъ усиленное напряженіе верхнихъ конечностей, можетъ быть также въ числѣ дѣтскихъ занятій.

Борьба состоитъ во взаимномъ противоборствѣ двухъ особъ; занятіе весьма обыкновенное для дѣтей; оно, по дѣйствію своему, умножая силу вообще въ мышечной системѣ, и возбуждая всѣ органическія отправленія, принадлежитъ къ сильнымъ и полезнымъ упражненіямъ. Но здѣсь-то преимущественно нужно назиданіе, дабы сіи дѣтскія удовольствія, превосходя должныя имъ границы, не имѣли послѣдствіемъ своимъ различныхъ поврежденій, какъ то: переломовъ, вывиховъ, сильныхъ ушибовъ и тому подобное.

Лазить по деревьямъ и другимъ высокимъ мѣстамъ принадлежитъ къ сильному и самому дѣятельному упражненію мышицъ. При семъ случаѣ переднія мышицы груди, сгибающія и разгибающія всего туловища, и приводящія голени, находятся въ сильномъ напряженіи. Сей родъ занятія весьма утомительнаго содѣйствуетъ преимущественно развитію груди, и укрѣпляетъ мышицы голени. Дѣти слишкомъ слабаго сложенія должны быть устранены отъ онаго. Для сего рода упражненія полезно устроивать на дворѣ на подобіе корабельной мачты высокое дерево, дѣлая на оной нѣкоторой родъ ступеней весьма отдѣльныхъ между собою; на верьху коей ставить флагъ, который бы могъ служить окончательною побѣдою того, кто можетъ достать оной.

Пѣніе вообще содѣйствуетъ укрѣпленію легкихъ; таковое же дѣйствіе имѣетъ *чтеніе* громкимъ голосомъ. То и другое будучи не слишкомъ продолжительны, оказываютъ благотворное вліяніе на дѣтей, имѣющихъ слабую грудь. Самое отправленіе пищеварительныхъ органовъ, во время сего занятія, чувствительнымъ образомъ возвышается въ своей дѣятельности. Движеніе грудобрюшной преграды при упражненіи голоса сообщаетъ безпрерывное потрясеніе брюшнымъ органамъ, и симъ образомъ умножаетъ ихъ дѣятельность. Посему я полагаю весьма полезнымъ позволять дѣтямъ въ свободные отъ занятія часы,—читать громко или упражняться въ пѣніи.

О вліяніи сихъ движеній на органическія отправленія.

Показавши различные виды гимнастическихъ занятій, взглянемъ теперь на тѣ вліянія, кои обнаруживаютъ онѣ на жизненный процессъ.

Дыханіе состоитъ изъ попеременнаго сжатія и расширенія груди, а следовательно и легкихъ. Всякое произвольное движеніе ускоряетъ движеніе груди, т. е. вдыханіе и издыханіе происходятъ скорѣе; посему возобновленіе воздуха, проницающаго въ легкія, дѣлается гораздо чаще. Окисленіе крови, или превращеніе венальной крови въ артеріяльную, будучи основано на химическомъ и динамическомъ процессѣ дыханія, происходитъ быстрѣе; ибо соприкосновеніе крови съ воздухомъ учащаясь при ускоренномъ движеніи ускоряетъ и процессъ дыханія; изъ сего видно, что умѣренныя произвольныя движенія, усиливая дѣятельность легкихъ, благотворно дѣйствуютъ на процессъ дыханія.

Вліяніе гимнастическихъ дѣятельныхъ упражненій на кожу очевидно, преимущественно же оно обнаруживается въ системѣ всасывающихъ и испаряющихъ сосудовъ; ибо дѣятельность оныхъ ускоряется, отъ чего всасываніе и испареніе увеличиваются. Люди посвятившіе себя механическимъ занятіямъ не бываютъ тучны; ибо накопленіе горючихъ веществъ въ клѣтчатомъ составѣ, по причинѣ усиленнаго дѣйствія всасыванія и испаренія, происходить не можетъ.

Пищевареніе также находится въ связи съ произвольнымъ движеніемъ. Гимнастическія занятія, усиливая дѣятельность вообще всѣхъ органовъ, умножаютъ также отдѣленіе желудочнаго и кишечнаго сока, равно и желчи, и симъ способствуютъ пищеваренію, если оныя предшествуютъ принятію пищи.

Питаніе дѣйствіемъ умѣреннаго произвольнаго движенія возвышается; ибо пищевареніе и дыханіе, составляющія главное условіе питанія, происходятъ сильнѣе. Чрезмѣрныя же движенія, наводя всеобщую слабость, угнетаютъ и процессъ питанія. Изъ всего сказаннаго видно, какое благодѣтельное вліяніе могутъ имѣть гимнастическія занятія, учрежденныя въ публичныхъ заведеніяхъ; благоразумное употребленіе оныхъ составляетъ самый вѣрный и надежный способъ, служащій къ поддержанію здоровья и возвышенію вообще жизненной дѣятельности. Самыя болѣзненныя расположенія въ дѣтскомъ организмѣ истребляются: золотуха, скорбутъ, худосочіе, слабость послѣ продолжительныхъ болѣзней, слабое пищевареніе, запоры и другія болѣзни, отъ слабой дѣятельности какихъ либо органовъ зависящія, въ гимнастическихъ занятіяхъ, находятъ вѣрный противоборствующій имъ способъ; дѣти, симъ болѣзнямъ подверженныя, съ большою пользою могутъ упражняться въ гимнастическихъ занятіяхъ.

О движеніяхъ недѣятельныхъ.

Второй родъ гимнастическихъ упражненій составляютъ движенія страдательныя, или не зависящія отъ произвольнаго дѣйствія мышицъ, но сообщаемыя извнѣ; при чемъ мышицы служатъ только къ поддержанію нашего тѣла, оставаясь въ совершенномъ покоѣ;

какъ на примѣръ: гулянье въ экипажахъ, верховая ѣзда, морскія путешествія и проч. Дѣятельныя движенія совершаются попемѣннымъ растяженіемъ и сжатіемъ мышицъ, возбуждающихъ дѣятельность во всѣхъ органическихъ отправленіяхъ; въ движеніяхъ страдательныхъ двигательная система находится въ покоѣ; онѣ не зависятъ отъ попемѣннаго сокращенія и расширенія произвольно движимыхъ мышицъ, какъ сіе бываетъ въ танцахъ, при бѣганіи, фехтованіи и проч.; слѣдовательно сильнаго и всеобщаго возбужденія происходить не можетъ. Между тѣмъ ежедневный опытъ насъ удостовѣряетъ, какое благотворное вліяніе онѣ оказываютъ вообще на здоровье. Потрясенія, происходящія при семъ случаѣ, проникая цѣлый органическій составъ, разливаются по всему организму, и обнаруживаютъ легкое возбуждающее дѣйствіе, усиливающее жизненную дѣятельность; посему частыя измѣненія положенія тѣла, механическія толчки и отсюда происходящія сотрясенія, возвышаютъ нервную дѣятельность, укрѣпляютъ клѣтчатый составъ безъ излишества, и усиливаютъ жезненность всѣхъ органовъ.

Сколь ни единообразно дѣйствіе сихъ движеній на животный организмъ, но, по различію способовъ, степень вліянія оныхъ на животный составъ весьма разнствуетъ.

Верховая ѣзда принадлежитъ къ числу полезнѣйшихъ упражненій; мышицы при семъ движеніи находятся въ напряженіи, необходимомъ только для поддержанія тѣла. Человѣкъ сидящій верхомъ на лошади слѣдуетъ всѣмъ ея движеніямъ; посему сотрясенія, производимыя онымъ въ человѣкѣ, бываютъ сообразны различному движенію лошади. Тихой ходъ лошади имѣетъ слабое вліяніе на животную экономію; галопъ дѣйствуетъ сильнѣе; скорый ходъ оной или, такъ называемая, малая и большая рысь, производя сильныя и часто повторяемыя сотрясенія, сильно дѣйствуетъ на весь животной составъ; у непривыкшихъ же къ верховой ѣздѣ возбуждаютъ во всемъ тѣлѣ весьма непріятныя чувствованія; безпрерывные удары, сообщаемые всему хребту и даже самому мозгу, обнаруживаются болѣзненнымъ ощущеніемъ въ головѣ и спинѣ. Дѣти, приучившіяся къ верховой ѣздѣ, привыкаютъ и къ симъ сотрясеніямъ; онѣ уже не раждаютъ въ нихъ никакого болѣзненнаго ощущенія; напротивъ составляя родъ удовольствія, служатъ пріятнымъ и полезнымъ препровожденіемъ времени. Дѣти со слабою грудью, имѣющія расположеніе къ чахоткѣ, съ пользою для укрѣпленія своего могутъ упражняться въ верховой ѣздѣ; здѣсь дѣятельность легкихъ усиливается безъ всеобщаго утомленія. Страдающія слабымъ пищевареніемъ, расположенныя къ худосочію и другимъ хроническимъ болѣзнямъ также находятъ дѣятельный способъ врачеванія въ верховой ѣздѣ.

Ѣзда въ экипажахъ безъ ресоръ составляетъ сильный способъ сотрясенія, судя впрочемъ по быстротѣ, съ каковою экипажъ двигается, и по большей или меньшей неровности дороги; сей родъ движенія, по трудности своей, для дѣтей совсѣмъ неудобенъ.

Ѣзда въ экипажахъ съ ресорами, куда относятся: коляски, кареты и проч. составляетъ легкій и пріятный способъ извнѣ сообщаемаго движенія; ибо удары отъ колесъ, при быстромъ движеніи и негладкости дороги, сообщаяся ресорамъ и отражаясь упругостію оныхъ, производятъ качаніе кузова, въ коемъ обыкновенно мы находимся; таковое движеніе пріятно; сотрясенія въ цѣломъ организмѣ бываютъ тихи и чрезвычайно полезны для дѣтей слабаго сложенія съ нервнымъ расположеніемъ; поелику дѣйствуютъ на нервы, какъ успокоивающее средство; дѣти, имѣющія возвышенную чувствительность, каковую особливо мы встрѣчаемъ чаще въ женскомъ полѣ, скоро засыпаютъ во время ѣзды въ таковыхъ экипажахъ. Древніе Врачи сей родъ движеній относили къ самымъ дѣятельнымъ врачебнымъ средствамъ во многихъ болѣзняхъ.

Морскія путешествія также обнаруживаютъ видимое вліяніе на тѣло человѣческое. Люди, непривыкшіе къ сему роду движенія, скоро получаютъ дурноту и круженіе въ головѣ, сопровождаемыя тошнотою и рвотою; какъ древніе такъ и новѣйшіе Врачи совѣтуютъ морскія путешествія чахоточнымъ, и страждущимъ худымъ пищевареніемъ.

Качели, особливо у насъ въ Россіи въ большомъ употребленіи находящіяся, къ сему же роду движенія относятся. Они бываютъ двоякаго рода *висячія* и *круглыя;* вліяніе ихъ на организмъ почти единообразно. Движенія ихъ пріятны и не сопряжены съ сильными потрясеніями органическаго состава. Они преимущественно дѣйствуютъ какъ укрѣпляющія нервную систему, особливо висячія; круглыя качели имѣютъ ту же невыгоду, какая отъ движенія при морскихъ путешествіяхъ, то есть, при продолжительномъ качаніи появляются, особливо у слабыхъ дѣтей, кружение головы, дурнота, тошнота и самая рвота. Впрочемъ сей родъ движенія для дѣтей не можетъ приносить особенной пользы въ діэтетическомъ смыслѣ.

О вліяніи сихъ движеній на организмъ.

Общее вліяніе сихъ, извнѣ организму сообщаемыхъ, движеній состоитъ въ томъ, что потрясенія, производимыя въ организмѣ посредствомъ оныхъ, возвышаютъ силу и дѣятельность желудка, кишекъ, печени и всѣхъ другихъ органовъ пищеваренія, содѣйствуютъ развитію мышечной энергіи сихъ органовъ и благопріятствуютъ отправленіямъ оныхъ. Само по себѣ разумѣется, что сіи движенія должны быть умѣренныя. Чрезмѣрныя и продолжительныя потрясенія наводятъ превратное состояніе въ пищеварительныхъ органахъ; слабость пищеваренія и уменьшеніе позыва на пищу бываетъ обыкновеннымъ сего послѣдствіемъ.

Сотрясенія сіи дѣйствуя на легкія возвышаютъ и укрѣпляютъ клѣтчатый составъ оныхъ, и симъ образомъ умножаютъ дѣятельность дыхательныхъ органовъ; при чемъ не происходитъ усиленнаго устремленія крови къ легкимъ; ибо вдыханіе и издыханіе здѣсь не ускоряются, какъ это бываетъ при дѣятельныхъ движеніяхъ; слѣдовательно сей родъ движенія будучи изъятъ отъ тѣхъ неудобствъ, съ коими сопряжены бываютъ прогулка, скорая ходьба и тому подобное, съ бо́льшею пользою можетъ быть совѣтуемъ для дѣтей, страдающихъ грудью, или имѣющихъ расположеніе къ чахоткѣ.

Что касается до вліянія на систему кровообращенія, оно при сихъ случаяхъ не обнаруживается особенными явленіями; кругообращеніе въ крови не претерпѣваетъ почти никакой перемѣны; дѣйствіе же на нервную систему весьма ощутительно; сотрясательное движеніе оказываетъ благотворное на оную вліяніе. Умноженная движимость въ нервахъ, обнаруживающаяся разными спазмодическими болѣзнями, уменьшаясь принимаетъ правильное состояніе, и напротивъ ослабленная дѣятельность нервовъ, при содѣйствіи сего способа движеній, возвышаясь дѣлается чувствительнѣе къ воспріятію внѣшнихъ впечатлѣній, и даже умственныя способности, кажется, при сихъ занятіяхъ одушевляются.

Видимая польза движеній подала поводъ приспособлять оныя, какъ діэтетическое средство, къ сохраненію здоровья во всѣхъ періодахъ жизни. Самый нѣжный, дѣтскій возрастъ въ движеніи находитъ ощутительную пользу; качаніе въ колыбели потрясая нервную массу наводитъ сонъ дѣтямъ, споспѣшествующій растительному процессу. Подбрасываніе дѣтей на рукахъ, какъ обыкновенно дѣлаютъ кормилицы, производя всеобщее и пріятное для дѣтей сотрясеніе, укрѣпляетъ ихъ мышечную систему, содѣйствуетъ умноженію въ нихъ крѣпости и самаго ращенія, ибо какъ бы ни были слабы сіи потрясенія, но усиливая дѣятельность всѣхъ органовъ въ младенцѣ, сообщаютъ энергію клѣтчатому составу, въ коемъ растительный процессъ совершается.

Взрослыя дѣти и юноши съ пользою могутъ упражняться во всѣхъ родахъ тѣлесныхъ движеній. Опытомъ дознано, что люди безпрестанно обращающіеся въ занятіяхъ, сопряженныхъ съ различными тѣлесными движеніями, имѣютъ свободный и веселый духъ; самодовольствіе ясно выражается во всѣхъ ихъ поступкахъ, и напротивъ люди, ведущіе совсѣмъ недѣятельную жизнь, бываютъ вялы и слабы; благороднѣйшіе органы ихъ не представляютъ въ отправленіяхъ своихъ натуральной живости; умственныя ихъ способности не имѣютъ надлежащей быстроты; мрачныя меланхолическія идеи суть обыкновенные таковыхъ людей спутники. Они не вкушаютъ того земнаго высокаго блаженства, раждающагося по особенному, такъ сказать, вдохновенію, коимъ наслаждаются люди предающіеся дѣятельной жизни безъ утомленія. Свобода духа и тѣла поддерживаетъ свободу жизненныхъ отправленій.

О чувствахъ.

Человѣкъ находится въ безпрерывной взаимности съ внѣшнимъ міромъ. Сія взаимность основана на нашихъ чувствахъ, коими мы постигаемъ различіе вещей, представляющихся въ различномъ видѣ ихъ существованія. Чувства составляютъ такія орудія нашего организма, посредствомъ коихъ онъ вступаетъ въ естественную связь и сношеніе со всѣмъ внѣшнимъ міромъ. Различныя качества вещей, отношеніе ихъ къ намъ и между собою, внутреннее и внѣшнее ихъ содержаніе познаются посредствомъ чувствъ. Сообразно сему различію внѣшнихъ вещей, организмъ изображая въ самомъ себѣ малый міръ, устроенъ такимъ образомъ, что различныя качества вещей и отношенія оныхъ понимаются посредствомъ различныхъ чувствъ; вещественная самобытность узнается посредствомъ осязанія; внутреннее состояніе вещей и химическое оныхъ отношеніе опредѣляется вкусомъ; електрическое состояніе оныхъ или безмѣрно тонкая, по мнѣнію нѣкоторыхъ, дѣлимость въ воздухѣ ощущается обоняніемъ; познаніе внутренняго сотрясенія, являющагося подъ видомъ различныхъ звуковъ, принадлежитъ слуху; форма и внѣшнее соотношеніе вещей между собою познаются зрѣніемъ. Такимъ образомъ различныя впечатлѣнія, будучи воспріяты посредствомъ органовъ чувствованія, переносятся къ общему чувствилищу — мозгу, въ коемъ возбуждаются сообразно онымъ понятія и сужденія. Изъ сего видно, что понятія, сужденія, равно какъ и другія умственныя способности находятся въ тѣсной и необходимой связи съ чувствами; чѣмъ правильнѣе и совершеннѣе чувства, тѣмъ справедливѣе и вѣрнѣе бываютъ о вещахъ понятія. Посему сохраненіе чувствъ въ возможной степени естественнаго ихъ состоянія должно отчасти входить въ составъ Діэтетики.

Объ осязаніи.

Осязаніе есть чувство, посредствомъ коего мы познаемъ бытіе вещей, находящихся въ непосредственномъ прикосновеніи съ нашимъ тѣломъ. Симъ чувствомъ опредѣляются матеріяльныя свойства вещей, какъ то, форма ихъ, твердое или жидкое состояніе и температура. Осязаніе есть общее или повсюдное чувство; вся поверхность организма одарена бо́льшею или меньшею способностію чувствовать прикосновеніе внѣшнихъ вещей, или осязать оныя. Каждая живая органическая часть, находясь въ естественномъ состояніи, способна къ воспріятію внѣшнихъ впечатлѣній. Сіе служитъ доказательствомъ, что нервы, составляющіе вообще орудія чувствъ, проникаютъ повсемственно органическую массу. Главный органъ осязанія есть кожа, облекающая всю поверхность нашего тѣла. По различному оной образованію и разнообразному устройству нервовъ въ нашемъ тѣлѣ, осязаніе не вездѣ одинаково; части, покрытыя тончайшею кожею, осязаютъ сильнѣе; совершеннѣйшее же осязаніе образовалось въ ручныхъ пальцахъ; посему руки составляютъ преимущественно органы осязанія; ибо въ ручныхъ пальцахъ, при тонкости кожи, нервы образовались въ особливые нервенные сосочки, одаренные чрезвычайною силою ощущать непосредственно прикасающіяся къ онымъ тѣла. Сіе чувство, подобно всѣмъ другимъ, можетъ быть усовершаемо частымъ онаго упражненіемъ. Всѣмъ извѣстно, что отъ природы слѣпые выучиваются разбирать ноты посредствомъ осязанія; ибо чувство сіе до такой степени у нихъ возвышается, что они познаютъ посредствомъ онаго даже самыя малыя матеріяльныя различія. Впрочемъ таковое усовершенствованіе можетъ быть только необходимымъ послѣдствіемъ слѣпоты,—сего важнѣйшаго, ничѣмъ незамѣнимаго недостатка. Въ общемъ же воспитаніи дѣтей, достаточно будетъ, стараться о сохраненіи сего чувства въ такомъ состояніи, въ какомъ природа каждаго одарила. Соблюденіе чистоты и опрятности рукъ, и возбраненіе грубыхъ ручныхъ работъ, отъ коихъ кожа на рукахъ отолстѣваетъ или покрывается мозолями, составляютъ необходимую осторожность для сохраненія осязанія; впрочемъ есть случаи, гдѣ мы видимъ природное, какъ бы болѣзненное расположеніе кожи въ дѣтяхъ. При самыхъ легкихъ и маловажныхъ случаяхъ, какъ то, отъ сильнаго жару, вѣтру и другихъ весьма незначительныхъ причинъ, кожа на рукахъ, либо трескается, или грубѣетъ и дѣлается весьма слабо чувствительною, въ таковыхъ случаяхъ должно приказывать дѣтямъ обмывать руки раза три въ день съ миндальнымъ мыломъ, намазывать на ночь сливками, сметаною, или другими смягчающими средствами. По временамъ употребленіе теплыхъ ваннъ не безполезно. Болѣзненные случаи, отъ коихъ разстроивается или совсѣмъ уничтожается осязаніе, какъ на прим: въ параличѣ и т. п. требуютъ медицинскихъ пособій.

О вкусѣ

Вкусъ есть чувство, коимъ познаются внутреннія качества тѣлъ, или химическое оныхъ содержаніе, какъ между собою, такъ и къ нашему организму. Языкъ составляетъ единственный органъ вкуса; образовавшіеся въ немъ особеннымъ образомъ нервы составляютъ орудія, посредствомъ коихъ онъ чувствуетъ химическія свойства вещей. Помощію вкуса мы дѣлаемъ выборъ веществъ, къ питанію нашему предназначенныхъ.

Растительная жизнь организма находится въ совершенной зависимости отъ внѣшняго міра; для ращенія онаго, которое происходитъ внутреннею органическою дѣятельностію, нужно, чтобы извнѣ сообщались вещества способныя превращаться въ составъ органической массы; посему вкусъ составляетъ весьма важное чувство, къ сохраненію матеріяльнаго нашего бытія служащее; ибо питательныя вещества, употребляемыя нами въ пищу, опредѣляются вкусомъ. Всѣ вещества, вкусу подлежащія, суть болѣе или менѣе растворимы; онѣ будучи приняты въ ротъ смѣшиваются со слиною, какъ съ растворящею жидкостію, и по разнородности химическихъ свойствъ производятъ различныя на языкѣ ощущенія, составляющія различіе вкусовъ.

Естественное назначеніе вкуса съ образованіемъ людей измѣнилось; вкусъ не служитъ болѣе средствомъ для выбора только веществъ питательныхъ, но онъ составляетъ также орудіе наслажденія, ибо самая пища и питье, которыя по естеству организма принадлежатъ къ необходимымъ условіямъ существованія его, употребляются нами не для поддержанія только физическаго своего бытія, но и для самаго чувственнаго удовольствія.

Кто не знаетъ, съ какою тонкостію умѣютъ нынѣ различать столь разнообразныя вина, по одному вкусу умѣютъ опредѣлять съ точностію не токмо ихъ качества, но самую страну, и даже время приготовленія.

При воспитаніи дѣтей блюстители юношества не должны заботиться о сей утонченной образованности вкуса, которая есть слѣдствіе нѣги и роскоши. Вниманіе должно быть устремлено на то, чтобы дѣти приучались къ пищѣ, болѣе споспѣшествующей ихъ здоровью; едва ли небольшая половина болѣзней имѣютъ происхожденіе свое отъ пищи.

Недостатки вкуса, какъ то, тупой вкусъ, или совершенное безвкусіе, суть болѣзненныя явленія, происходящія отъ различныхъ причинъ, существующихъ либо въ самомъ образованіи организма, или отъ случайныхъ болѣзней.

О обоняніи.

Обоняніе есть чувство, посредствомъ коего опредѣляется електрическое отношеніе тѣлъ къ организму. Тѣла обоняемыя имѣютъ свою сферу, состоящую въ електрическомъ напряженіи, свойственномъ всѣмъ обоняемымъ тѣламъ; по мнѣнію же другихъ сфера, образуемая сими тѣлами, есть не что иное, какъ атмосферный воздухъ, насыщенный тончайшими частицами, отъ обоняемыхъ веществъ проистекающими.

Не мой предметъ входить въ изслѣдованіе теоретическихъ объясненій сего физическаго свойства нѣкоторыхъ тѣлъ. Чувствованіе же сего електрическаго состоянія тѣлъ, или тончайшихъ частей въ воздухѣ, составляетъ обоняніе.

Обоняніе совершается въ полости носа; перепонка облекающая сію и другія, оной прилежащія, полости служитъ вмѣстилищемъ обонянія; особенный нервъ, подъ именемъ обонятельнаго извѣстный, воспринимая впечатлѣнія обоняемыхъ веществъ, переноситъ оныя къ мозгу.

Чувство сіе, подобно вкусу, предназначено къ выбору питательныхъ веществъ. Чувствованіе яствъ, возбуждая аппетитъ, приводитъ въ дѣятельное состояніе пищеварительные органы. Обоняніе также служитъ, какъ вспомогательное средство, при дыханіи; вредныя и неспособныя для дыханія, растворимыя въ воздухѣ, вещества чувствуются обонянiемъ; посему при таковомъ ощущеніи удобно можемъ избѣгать отъ вредоноснаго оныхъ дѣйствія.

Вліяніе обонянія не ограничивается однимъ только участіемъ въ пищевареніи и дыханіи; оно также дѣйствуетъ на мозгъ, какъ возбуждающее средство. Кому не извѣстно чрезвычайное дѣйствіе на духъ нашъ, каковое обнаруживаетъ пріятная атмосфера въ садахъ, лугахъ и другихъ мѣстахъ, наполненныхъ благовонными растѣніями, развивающими изъ себя благоуханныя, ароматическія испаренія; здѣсь воображеніе нечувствительнымъ образомъ возвышается въ ея дѣятельности. Обоняніе пріятныхъ духовъ принадлежитъ къ числу удовольствій; мы часто опрыскиваемся душистыми спиртами, дабы безпрестанно находиться въ благовонной атмосферѣ.

Разныя обстоятельства, не говоря о болѣзненныхъ случаяхъ, могутъ портить у дѣтей обоняніе, какъ на прим. воздухъ, наполненный смрадными испареніями, какъ сіе бываетъ въ комнатахъ, стѣсненныхъ большимъ числомъ людей; живущія въ таковой тѣснотѣ дѣти теряютъ скоро обоняніе. Частое нюханіе наркотическихъ средствъ, особливо табака и другихъ раздражающихъ перепонку носа веществъ, притупляетъ также обонянíе; посему строго должно возбранять дѣтямъ нюханíе табака, неимѣющаго никакой пользы; весьма несправедливо многíе думаютъ, что онъ благотворно дѣйствуетъ на глаза. Сей предразсудокъ появился отъ того, что первоначальное употребленíе онаго производитъ чиханíе и отдѣленíе слезъ, доставляя симъ мгновенное облегченíе утомленнымъ глазамъ; съ продолжительнымъ же употребленíемъ слизистая перепонка носа, привыкнувъ къ сему раздраженiю, не производитъ никакого полезнаго влiянiя на зрѣнiе.

О слухѣ.

Слухъ есть чувство, образовавшееся въ высшемъ значенiи, нежели предшедшiя. Назначенiе онаго и польза въ отношенiи животнаго организма обширнѣе; посредствомъ слуха чувствуется звукъ или тонъ веществъ, состоящiй въ сотрясательномъ движенiи звучащихъ тѣлъ, сообщенномъ воздуху, или другой проводящей звукъ жидкости. Ухо составляетъ орудіе сего чувства. Устройство онаго, сообразно своему назначенію, состоитъ изъ полостей, изъ коихъ одна, по излучистому ея строенію названная лабиринтомъ, наполнена малѣйшими косточками, въ смежности съ которыми находится слышательный нервъ; сотрясенія, производимыя звучащими тѣлами, повторяются въ семъ лабиринтѣ на подобіе, такъ сказать, эха, то есть, въ немъ происходятъ совершенно одинакія съ звучащими тѣлами сотрясательныя движенія, кои, будучи восприняты слышательнымъ нервомъ, передаются общему чувствилищу. Такимъ образомъ совершается слухъ.

Ощущеніе звуковъ имѣетъ весьма важное вліяніе на мозгъ. Каждый звукъ, поражая нашъ слухъ, обращаетъ все вниманіе къ звучащему тѣлу и, отклоняя оное отъ чуждыхъ или постороннихъ идей, дѣлается сильнымъ развлекающимъ средствомъ. Звуки громкіе и разнообразные дѣйствуютъ на мозгъ, какъ возбуждающія средства; умственныя способности, особливо воображеніе, возвышаются отъ оныхъ въ своей энергіи; звуки слабые и единообразные дѣйствуютъ, какъ усыпительное средство, наводя сонъ; изъ сего видно, что слухъ или ощущеніе звуковъ обнаруживаетъ могущественное вліяніе вообще на дѣятельность нервной системы. Сіе ясно мы усматриваемъ въ музыкѣ; владычество оной надъ человѣкомъ и даже надъ нѣкоторыми животными изъявляется видимыми явленіями; страсти, выражаемыя музыкою, какъ то: печаль и радость, страхъ и мужество, самодовольствіе и досада, проникая нашу душу заставляютъ невольнымъ образомъ приходить въ состояніе тѣхъ чувствованій, кои музыкою выражаются. Посему отличный Артистъ мощенъ располагать движеніемъ нашей души; изящная его гармонія имѣетъ силу давать направленіе нашимъ чувствамъ по его произволу. Опытъ служитъ неоспоримымъ сему доказательствомъ. Древніе справедливо думали, что образованіе самаго характера и умягченіе грубыхъ чувствованій зависитъ много отъ музыки. Посему, кто не согласится, сколь важно и полезно для нравственнаго образованія дѣтей занимать ихъ музыкою? Она умягчаетъ пылкой дѣтской характеръ, дѣлаетъ его болѣе нѣжнымъ, гибкимъ и пріятнымъ для общества. Древніе на семъ основаніи занимали дѣтей музыкою въ публичныхъ заведеніяхъ.

По сильному вліянію музыки на нервную систему, нѣкоторыя дѣти, имѣющія особенное къ ней расположеніе и охоту, страстно оною увлекаются. Дѣтей, не предуготовляемыхъ быть Артистами, должно останавливать въ порывѣ сей благородной страсти, особливо ежели замѣчено будетъ, что они имѣютъ отъ природы нѣжное и чувствительное сердце и наклонны къ мечтаніямъ. Они сначала, предаваясь сей страсти, отстаютъ отъ всѣхъ другихъ предметовъ, далѣе увлекаются до такой степени, что чуждаются всего ихъ окружающаго, будучи устремлены къ музыкѣ, какъ единственному своему предмету; таковое состояніе, когда они достигаютъ зрѣлыхъ лѣтъ, переходитъ въ совершенную меланхолію. Большая часть истинныхъ Виртуозовъ суть меланхолики; странная оригинальность обнаруживается во всѣхъ ихъ поступкахъ; музыка составляетъ для нихъ единственный предметъ, для котораго они существуютъ; сужденія о другихъ вещахъ, съ музыкою связи неимѣющихъ, для нихъ чужды.

Слухъ можетъ измѣняться отъ различныхъ болѣзненныхъ причинъ, требующихъ пособія Врача. Часто же ослабляется слухъ отъ сухости въ полости уха, или отъ излишняго накопленія ушной сѣры, которая сгущаясь принимаетъ твердый видъ и, составляя механическое препятствіе, ослабляетъ слухъ; и въ томъ и въ другомъ случаѣ полезно промываніе уха теплымъ молокомъ, или пусканіе въ оное деревяннаго либо другаго неостраго масла; боль въ ушахъ, слѣдствіемъ простуды или другой причины бывающая, съ глухотою сопряженная, показывая воспалительное свойство, требуетъ пособій Врача.

О зрѣніи.

Зрѣніе въ организмѣ образовалось по значенію свѣта во внѣшнемъ мірѣ; глазъ есть органическое солнце, и зрѣніе есть свѣтъ организма; по обширному вліянію зрѣнія на весь организмъ, оно составляетъ самое высшее чувство. Зрѣніе совершается въ глазу, какъ свѣтъ происходитъ отъ солнца; образованіе глаза, сообразно важному своему назначенію, устроено совершеннѣйшимъ образомъ. Части, глазъ составляющія, справедливо можно раздѣлить на существенныя и вспомогательныя; послѣднія служатъ, либо для защищенія отъ внѣшнихъ впечатлѣній, или для питанія, движенія и проч. Существенныя же части глаза суть тѣ, кои составляютъ необходимое условіе для зрѣнія. Онѣ состоятъ изъ перепонокъ и прозрачныхъ влагъ; къ перепонкамъ относятся: прозрачная или озрачковая оболочка, занимающая переднюю часть глаза снаружи; вторая сосудистая, состоящая изъ сплетенія кровеносныхъ сосудовъ, изъ коей образуется зрачокъ; третья нервенная оболочка или сѣтчатая плева, образовавшаяся изъ окончанія зрительнаго нерва; влагъ также три: водяная, тотчасъ позади озрачковой оболочки находящаяся; кристалловидная, имѣющая мѣсто на передней поверхности третей—стекловидной влаги, которая составляетъ самую значительную часть глаза; влаги, равно какъ и озрачковая оболочка, пропускаютъ чрезъ себя свѣтовые лучи. Внѣшній свѣтъ, проходя сквозь сіи прозрачныя части глаза, возбуждаетъ подобную себѣ дѣятельность во внутреннихъ частяхъ онаго, въ коихъ собственно совершается процессъ зрѣнія, или свѣтъ организма; къ симъ внутреннимъ частямъ я отношу сосудистую и нервенную оболочку, кои при вліяніи внѣшняго свѣта приходятъ въ електрическое между собою напряженіе, совершенно сообразное внѣшнему свѣту, возбуждающему зрѣніе; посему свѣтъ организма, находясь въ зависимости отъ внѣшняго свѣта, всегда бываетъ совершенно подобенъ ему. Всякой внѣшній предметъ, будучи освѣщенъ солнечнымъ свѣтомъ, составляетъ свѣтящееся тѣло въ отношеніи нашего глаза; ибо всякой таковой предметъ имѣетъ способность возбуждать совершенно подобный ему свѣтъ въ нашемъ глазѣ, и лучи свѣта отъ предметовъ происходящіе, проходя чрезъ влаги до сосудистой и нервенной оболочки, производятъ въ оныхъ напряженіе, коего слѣдствіемъ или произведеніемъ бываетъ изображеніе того предмета, отъ котораго лучи свѣтовые проницаютъ въ глазъ; зрительный нервъ переноситъ оное къ общему чувствилищу; на семъ основано зрѣніе, коего дальнѣйшее и подробнѣйшее объясненіе составляетъ предметъ Физіологіи.

Ни одно изъ внѣшнихъ чувствъ не имѣетъ

толикой важности въ организмѣ, какъ зрѣніе. Посредствомъ зрѣнія мы объемлемъ всю вселенную; познавая отношеніе вещей между собою и къ намъ самимъ, извлекаемъ изъ сего чрезвычайныя и неизчислимыя пользы для своего существованія; видя гармонію въ природѣ и созерцая устройство оной, чувствуемъ внутреннее, ни съ чѣмъ несравненное, удовольствіе. Пріятные предметы возвышаютъ духъ нашъ. Слѣдовательно зрѣніе, кромѣ пользы, служитъ орудіемъ чистыхъ и возвышенныхъ наслажденій. Всякой знаетъ, какимъ образомъ на насъ дѣйствуетъ хорошая архитектура, прекрасная живопись, или тѣ прелестныя мѣста, гдѣ сама природа, столь богатая въ изящныхъ своихъ произведеніяхъ, представляется въ блестящемъ ея видѣ; созерцаніе таковыхъ предметовъ возраждаетъ въ насъ возвышенныя идеи, заставляетъ невольнымъ образомъ размышлять, углубляться въ самихъ себя и заниматься изслѣдованіемъ всего нами видимаго; слѣдовательно самыя умственныя способности въ дѣятельности своей весьма много обязаны зрѣнію.

Чувство сіе вообще у дѣтей бываетъ совершеннѣе; соблюденіе онаго должно относиться къ важнѣйшимъ обязанностямъ; посему нужно знать тѣ случаи, кои могутъ оказывать вредоносное дѣйствіе на зрѣніе.

Всякое усиленное напряженіе какого либо органа оставляетъ по себѣ ослабленіе въ ономъ; часто же повторяемыя таковыя неумѣренныя напряженія, разстроивая силу онаго, наводятъ продолжительную слабость; равнымъ образомъ и зрѣніе не изъято изъ сего правила; дѣти, слишкомъ продолжительно занимающіяся въ чтеніи, особливо въ рисованіи, гдѣ нужно усиленное дѣйствіе зрѣнія, скоро могутъ получать слабость въ ономъ; посему строго возбраняется дѣтямъ, наипаче начинающимся учиться рисованію, продолжать ихъ занятіе болѣе часу, дабы постепенно приучить сей органъ къ продолжительному напряженію.

Яркій свѣтъ во время лѣтнихъ дней, смотрѣніе прямо на свѣтящіяся по себѣ тѣла или имѣющія способность отражать лучи свѣта, куда принадлежатъ всѣ полированные металлы, стекла и тому подобныя вещи, сильно возбуждая процессъ зрѣнія въ глазу, скоро наводятъ слабость онаго; благоразуміе заставляетъ, чтобы назидающіе за воспитаніемъ дѣтей, по мѣрѣ возможности, старались отклонять сіи вредоносныя вліянія. Къ числу вредно—дѣйствующихъ на глаза причинъ отнести должно яркое освѣщеніе комнатъ; продолжительныя ночи, особливо въ нашихъ Сѣверныхъ странахъ, составляя въ теченіи зимы большую часть времени, бываютъ причиною, что всѣ занятія дѣтскія совершаются при семъ искусственномъ освѣщеніи; ничто такъ не ослабляетъ зрѣніе молодыхъ людей, какъ сей неестественный свѣтъ; ибо неравномѣрное онаго раздѣленіе, также слишкомъ слабое, либо чрезмѣрно сильное освѣщеніе скоро утомляютъ чувство зрѣнія; дѣйствуя же продолжительно не рѣдко наводятъ совершенное ослабленіе сего благороднаго чувства.

Самое лучшее и удобное освѣщеніе для ночныхъ занятій есть посредствомъ кинкетъ, имѣющихъ вверху зонтикъ, или стекляной полупрозрачный, т. е. матовый, полушаръ; симъ образомъ свѣтъ единообразнѣе разливается и не столь утомляетъ зрѣніе. Въ зимнее время снѣгъ, имѣя бѣлизну необыкновенную, также принадлежитъ къ утомляющимъ или ослабляющимъ вліяніямъ; дѣти должны быть предварены, что пристальное смотрѣніе на оный, такъ какъ и вообще на вещи, бѣлой цвѣтъ имѣющія, вредитъ зрѣнію; по сей же причинѣ стѣны жилыхъ дѣтскихъ комнатъ, равно какъ и назначаемыхъ для классовъ не должны быть бѣлаго цвѣта; зеленый, голубой и темноватый цвѣты предпочтительнѣе и полезнѣе для зрѣнія.

Не рѣдко дѣти отъ природы имѣютъ слабое зрѣніе; большіе выдавшіеся глаза чаще имѣютъ сей недостатокъ; дабы сохранить по мѣрѣ возможности сей органъ, должно таковымъ совѣтывать, во время занятія при яркомъ свѣтѣ, имѣть на глазахъ зеленаго цвѣта ширмы. Строго должно возбранять дѣтямъ занятія въ сумерки, ибо сей слабый свѣтъ, требуя сильнаго напряженія глазъ, причиняетъ скоро слабость зрѣнія; если же будетъ замѣчено, что зрѣніе у кого либо изъ дѣтей начинаетъ ослабѣвать, то прекративъ совершенно всѣ занятія, съ утомленіемъ глазъ соединенныя, совѣтывать, чтобы какъ глаза, такъ и всю голову обливать холодною водою; симъ способомъ возбуждается ослабѣвшая энергія въ частяхъ, существенно зрѣнію служащихъ.

Недостатокъ зрѣнія не рѣдко бываетъ слѣдствіемъ самаго образованія глаза. Обыкновеннѣйшіе изъ нихъ суть два: близзоркость (или близорукость) и дальнозоркость.

По значенію самыхъ названій можно видѣть, что сіи два порока въ зрѣніи между собою совершенно противоположны; близзоркость называется то, когда дитя вблизи только можетъ видѣть предметы раздѣльно и ясно, при дальнозоркости же отдаленныя предметы усматриваются яснѣе и лучше, нежели вблизи находящіеся; первый недостатокъ зависитъ отъ слишкомъ большой выпуклости прозрачныхъ частей глаза, пропускающихъ лучи свѣта; ибо извѣстно, что чѣмъ выпуклѣе тѣло прозрачное, тѣмъ короче бываетъ фокусъ лучей свѣта, проходящихъ чрезъ оное; дальнозоркость же зависитъ отъ противоположнаго сему образованія. Чаще всего встрѣчаемъ мы первый недостатокъ у дѣтей; послѣдній же весьма рѣдко у молодыхъ людей и слишкомъ часто у пожилыхъ; ибо у сихъ послѣднихъ влаги и другія прозрачныя части теряютъ отчасти свою прежнюю консистенцію; почему фокусъ лучей свѣта дѣлается весьма длиннымъ.

Для поправленія какъ того, такъ и другаго недостатка, основываясь на физическомъ свойствѣ стеколъ, выдуманы очки; для близорукихъ берутся вогнутыя стекла, кои, имѣя свойство разсѣевать лучи свѣта, дѣлаютъ фокусъ оныхъ длиннѣе, и симъ образомъ зрѣнію помогаютъ; для дальнозоркихъ же выпуклыя, или собственно очки (какъ обыкновенно старые люди носятъ), кои, по свойству своему собирать проходящія чрезъ нихъ лучи свѣта, укорачиваютъ фокусъ зрѣнія, и симъ образомъ способствуютъ оному. Впрочемъ по мѣрѣ возможности дѣти, особливо близорукія, должны избѣгать сихъ вспомогательныхъ зрѣнію средствъ; ибо близзоркость большею частію сама по себѣ проходитъ; многіе совѣтуютъ для сохраненія зрѣнія носить простыя стекла; съ чѣмъ я никакъ не могу согласиться, ибо во всякомъ случаѣ стекло, составляя нѣкоторое препятствіе прохожденію лучей свѣта, при разсматриваніи предметовъ требуетъ усиленнаго напряженія глазъ, и слѣдовательно въ семъ случаѣ зрѣніе скорѣе утомляется.

О страстяхъ.

Страсть есть всеобщее движеніе души, происходящее отъ внутренняго нервнаго сотрясенія. Все дѣятельное состояніе организма зависитъ отъ нервной системы; оно, будучи возбуждаемо внѣшними вліяніями, сообразно онымъ приходитъ въ особенный родъ нервнаго состоянія. Мозгъ, кажется, мало принимаетъ участія въ страстяхъ; преимущественно же въ дѣйствіи оныхъ участвуютъ брюшныя сплетенія нервовъ; отъ сего бываетъ чувствованіе особливаго состоянія подъ ложечкою при всякомъ пріятномъ и непріятномъ возмущеніи сердца. Нѣтъ сомнѣнія, что страсти поражаютъ и самый мозгъ, но не происходятъ отъ онаго; посему разумъ, какъ чистая мозговая дѣятельность, всегда находится въ борьбѣ съ страстями. Разумъ обнимаетъ или соображаетъ соотношеніе вещей точнымъ или математическимъ образомъ, не возбуждая никакого душевнаго возмущенія; страсть по себѣ есть уже возмущеніе. Впечатлѣнія, касающіяся собственно нашего бытія или самолюбія, какъ въ пріятномъ, такъ и непріятномъ отношеніи, возбуждають согласно сему пріятную или непріятную страсть; движеніе радости бываетъ слѣдствіемъ совершеннаго успѣха въ нашихъ предпріятіяхъ; неуспѣхъ наводитъ печаль. И такъ страсти происходятъ только отъ тѣхъ впечатлѣній, которыя касаются личной нашей самобытности, безъ всякаго соучастія умственной силы. Ничто столько не возвышаетъ человѣка надъ животными, какъ сіе совершенно правильное устроеніе. Страсти и разумъ, будучи столь противоположны между собою, служатъ для взаимнаго равновѣсія. Сила разума, обуздывая страсти, удерживаетъ оныя въ должныхъ границахъ—въ нравственномъ отношеніи.

Страсти, по сильному ихъ вліянію на

нашъ организмъ какъ въ матеріяльномъ, такъ и въ дѣятельномъ его существованіи, оказываютъ благотворное или вредное дѣйствіе на состояніе нашего здоровья. По двумъ главнымъ противоположнымъ ощущеніямъ удовольствія и скорби, производимымъ въ насъ страстями, оныя можно раздѣлить вообще на два главныхъ класса: страсти пріятныя и непріятныя; первыя возвышаютъ жизненную силу, умножаютъ кругообращеніе въ крови, и водворяютъ духъ бодрости и совершеннаго самодовольствія; страсти непріятныя противоположное обнаруживаютъ дѣйствіе; всякому извѣстно, что печаль, страхъ, малодушіе, отчаяніе и тому подобное подавляютъ какъ физическую, такъ и нравственную нашу силу. По происхожденію же или по началу, страсти можно раздѣлить: на первоначальныя и послѣдовательныя; подъ именемъ первоначальныхъ страстей я разумѣю тѣ движенія души, кои непосредственно происходятъ отъ влiянія на нашу душу внѣшнихъ впечатлѣній; послѣдовательныя являются, какъ слѣдствія первоначальныхъ страстей. Къ первоначальнымъ страстямъ принадлежатъ: гнѣвъ и страхъ, радость и печаль, любовь и ненависть.

Гнѣвъ есть страсть, состоящая изъ пароксизма болѣе или менѣе продолжительнаго и сильнаго, смотря по причинѣ возбуждающей оный и по самому природному расположенію. Онъ состоитъ въ душевномъ возмущеніи, особеннымъ вліяніемъ на желчную систему обнаруживающимся. У нѣкоторыхъ во время гнѣва появляется блѣдность въ лицѣ, дрожаніе губъ, особливо верхней и сотрясеніе во всѣхъ членахъ, ибо кровь устремляется отъ окружности къ центру, то есть, изъ малыхъ сосудовъ быстро переходитъ въ большіе стволы, отъ чего движеніе сердца, по причинѣ сильнаго устремленія къ оному крови, будучи нѣсколько воспящено, бываетъ неправильное, почти судорожное; дыханіе также затрудняется; таковыя явленія преимущественно замѣчаются у людей холерическаго темперамента, имѣющихъ наклонность къ обильнымъ отдѣленіямъ желчи; по прошествіи пароксизма остается нѣкоторой родъ слабости; у другихъ гнѣвъ въ высокой степени сопряженъ съ быстрымъ и повсюднымъ движеніемъ крови: лице у нихъ краснѣетъ, всѣ сосуды наполняются большимъ количествомъ крови; у людей полнокровныхъ сангвиническаго темперамента, съ нервнымъ расположеніемъ бываютъ приливы крови къ головѣ, почему таковые во время гнѣва подвержены апоплексическому удару, или сильнымъ судорожнымъ движеніямъ во всемъ тѣлѣ.

Кому неизвѣстно дѣйствіе сей страсти на характеръ и душу человѣка. Чрезмѣрно разгнѣванный человѣкъ выходитъ изъ предѣловъ ума своего: чувство совѣсти заглушается, опасеніе и боязнь пагубныхъ послѣдствій совершенно изчезаютъ и онъ, повинуясь одному влеченію ужаснаго возмущенія своей души, дѣлается способенъ къ совершенію величайшихъ злодѣяній; сильный гнѣвъ, какъ и вообще всякая страсть въ высшей ея степени, вышедшая, такъ сказать, изъ подчиненности разсудка, составляетъ начальную степень сумасшествія; посему обуздывать страсти у дѣтей, или давать имъ другое направленіе, есть важнѣйшая обязанность воспитателей. Привычка въ семъ случаѣ, какъ и во многихъ другихъ, заслуживаетъ особенное вниманіе; дѣти, часто сердящіяся и ничѣмъ не останавливаемыя, привыкаютъ къ сей пагубной страсти; самая малость возбуждаетъ въ нихъ гнѣвъ; долгъ воспитателя при всякомъ удобномъ случаѣ стараться объ уничтоженіи таковой раздражительности; для сего строгая подчиненность, съ боязнію и уваженіемъ сопряженная, при воспитаніи дѣтей необходима; въ противномъ случаѣ они, замѣтивъ неумѣренное снисхожденіе различнымъ ихъ капризамъ, безбоязненно предаются влеченію своихъ страстей.

Дѣти воспитывающіяся у родителей чаще подвержены сему пороку; ибо матери, по нѣжному и чувствительному своему расположенію къ дѣтямъ, стараются всегда извинять въ нихъ всѣ капризы, приписывая это ихъ дѣтству—или, какъ говорятъ, неразумію; опытъ и самое здравомысліе научаютъ, сколь пагубно таковое послабленіе при первоначальномъ воспитаніи; поелику дѣти, приучившись съ малолѣтства видѣть исполняемыми всѣ ихъ прихоти, по достиженіи зрѣлаго возраста дѣлаются упрямы и чрезвычайно раздражительны; въ публичныхъ заведеніяхъ рѣже сіе случается; здѣсь нѣтъ частнаго, или особеннаго кому либо изъ дѣтей послабленія; попеченіе есть общее—единообразное.

Дѣти отъ природы слишкомъ пылкія и гнѣвливыя требуютъ умягченія ихъ характера, давая имъ направленіе къ добродушію и кротости; мѣры, принимаемыя къ исправленію таковыхъ дѣтей, должны быть основаны на убѣжденіи ихъ поразительными примѣрами, или стыдя ихъ предъ лицомъ товарищей. Мѣры жестокія безполезны или даже вредны.

Не рѣдко гнѣвъ есть слѣдствіе дѣтской раздражимости отъ честолюбія происходящей. Честолюбіе въ дѣтяхъ есть начало многихъ достоинствъ; посему если оно составляетъ источникъ гнѣва, то по мѣрѣ возможности стараться должно, дабы облагородить сію страсть, давая направленіе ко всему возвышающему душевныя качества дѣтей.

Боязнь, страхъ и *ужасъ* суть страсти совершенно противуположныя гнѣву. Меньшія оныхъ степени, или отрасли сихъ страстей составляютъ *малодушіе* и *трусость*. Здѣсь душевное возмущеніе сопряжено съ устремленіемъ крови внутрь и съ уменьшеніемъ дѣятельности нервной системы; отъ чего во время сильнаго страха лице блѣднѣетъ; чувствуется всеобщій холодъ въ членахъ, дрожью сопровождаемый; мышицы теряютъ ихъ силу и крѣпость, приходя въ нѣкоторой родъ разслабленія; всѣ чувства возмущаются, лишаясь прежней своей живости и быстроты; физіогномія измѣняется особеннымъ образомъ, душевныя способности слабѣютъ, человѣкъ совершенно теряется во всѣхъ его поступкахъ и дѣлается слабоумнымъ. Сильный страхъ, возмущая всю нервную систему и потрясая самый мозгъ, часто бываетъ причиною важныхъ нервныхъ болѣзней, какъ то судорогъ, падучей болѣзни и меланхоліи; скоропостижный испугъ не рѣдко сопровождается обморокомъ.

Страсть сія, столь пагубная по своимъ послѣдствіямъ, часто имѣетъ своимъ источникомъ худое воспитаніе; во время юнаго дѣтства надзиратели или надзирательницы, а иногда и самые родители, дабы останавливать отъ какихъ либо дѣтскихъ рѣзвостей, или чтобы внушить боязнь, либо чтобы пріобрѣсти дѣтскую довѣренность, разсказываютъ дѣтямъ своимъ исполненныя нелѣпыми и чудовищными выдумками басни, и тѣмъ располагаютъ дѣтей бояться предметовъ, или совсѣмъ въ природѣ не существующихъ, или совершенно невинныхъ; часто, дабы дитя не плакало, пугаютъ его какими либо вещами или животными;—первоначальныя сіи впечатлѣнія боязни остаются у дѣтей чрезъ цѣлую жизнь. Я зналъ одну даму уже въ лѣтахъ, которая при одномъ видѣ паука получала судорги; изъ разсказа ея можно было видѣть, что въ дѣтствѣ своемъ обыкновенно стращали ее онымъ; подобныхъ примѣровъ мы имѣемъ много. Дабы предохранить дѣтей отъ сего зла, отнюдь не должно ихъ стращать подобными сему вещами, или наполнять воображеніе нелѣпыми баснями о привидѣніяхъ, нечистыхъ духахъ и тому подобное.

Замѣтивъ же, что дѣти уже имѣютъ или природную пугливость, или произведенную дурнымъ первоначальнымъ воспитаніемъ, должно по мѣрѣ возможности стараться подавить сію страсть во время дѣтскаго возраста; ибо въ сіе время страсти, равно какъ и самыя душевныя способности, удобно еще принимаютъ направленіе, даваемое благоразуміемъ наставниковъ.

Дабы уничтожить пугливость, или истребить существующій оной зародышъ, должно приучать дѣтей постепенно къ нечаяннымъ потрясеніямъ, то есть, начиная отъ слабѣйшихъ переходить къ сильнѣйшимъ; удары отъ выстрѣловъ изъ огнестрѣльныхъ орудій, оставленіе дѣтей на нѣкоторое время въ темномъ мѣстѣ, позволеніе таковымъ во время купанья бросаться съ нѣкоторой опредѣленной высоты въ воду, принадлежатъ къ средствамъ, кои сначала потрясаютъ всю нервную ихъ систему, потомъ мало помалу нервная сія движимость уменьшается, и дѣти теряютъ природную или пріобрѣтенную пугливость. Само по себѣ разумѣется, что мѣры сіи должны быть управляемы благоразумною осторожностію; слишкомъ сильныя потрясенія могутъ сопровождаться непріятными послѣдствіями; для достиженія помянутой же цѣли не рѣдко весьма полезно дѣйствовать на самолюбіе дѣтей, возбуждаемое различнаго рода поощреніями; сіе преимущественно удобо-исполнимо въ общественныхъ заведеніяхъ, гдѣ предпріимчивость одного, вознаграждаемая успѣхомъ, возбуждаетъ бодрость духа или смѣлость въ его сотоварищахъ; примѣры на дѣтей дѣйствуютъ всегда сильнѣе, нежели всѣ вообще убѣжденія и доказательства. Иногда пугливость есть слѣдствіе одной привычки, раждающейся въ дѣтяхъ отъ изнѣженнаго воспитанія; родители или надзиратели, увидѣвши дитятю плачущаго отъ какого либо испуга, стараются его утѣшать непомѣрными ласками; дѣти очень замѣчательны къ ласкамъ особъ ихъ окружающихъ; посему, чтобы воспользоваться оными, они не рѣдко мнимо пугаются, и симъ самымъ пріобрѣтаютъ и на самомъ дѣлѣ привычку пугаться самыхъ обыкновенныхъ явленій; слѣдовательно излишняя заботливость и неумѣстныя ласки также могутъ быть причиною пугливости дѣтей.

Пугливость или *робость* подавляетъ отчасти умственныя способности; многіе приписываютъ страсть сію слабости умственной; между тѣмъ какъ справедливѣе можно думать, что слабость умственныхъ силъ у пугливыхъ дѣтей есть послѣдствіе сей страсти; понятія ихъ дѣлаются медленны и самое малѣйшее возмущеніе тревожитъ ихъ душу, ослабляетъ силу ума и производитъ недовѣрчивость къ самому себѣ, подавляя въ немъ духъ самонадѣянности; таковыя дѣти представляя достоинства своихъ совоспитанниковъ въ увеличенномъ видѣ, несправедливо думаютъ о себѣ, что они не въ силахъ равняться съ ними; отъ чего теряютъ охоту къ ученію и дѣлаются весьма небрежными въ своихъ занятіяхъ. Опытомъ дознано, что и въ зрѣлыхъ лѣтахъ боязливый человѣкъ никогда неспособенъ занимать въ обществѣ значительной обязанности, сопряженной съ большою отвѣтственностію; ибо теряясь отъ нерѣшительности въ дѣлахъ важныхъ, онъ невольнымъ образомъ дѣлается жертвою собственной своей слабости и интригъ людей злонамѣренныхъ; слѣдовательно уничтоженіе боязливости въ дѣтствѣ принадлежитъ къ весьма важнымъ обстоятельствамъ, на которыя при воспитаніи дѣтей должно обращать вниманіе. Въ общественныхъ заведеніяхъ исполненіе сего не имѣетъ той трудности, какъ въ домашнемъ быту. Частыя публичныя испытанія, даже и домашнія въ кругу товарищей, служатъ къ тому дѣйствительнѣйшимъ средствомъ. При востребованіи учителями отъ воспитанниковъ своихъ уроковъ страсть сія скоро обнаруживается; почему въ обязанность благонамѣренныхъ наставниковъ вмѣняется возвышать духъ робкихъ дѣтей, дѣлая имъ нѣкоторой родъ поощренія и чаще оныхъ спрашивая въ кругу товарищей; отнюдь не должно дѣтей боязливаго характера пугать наказаніемъ, или въ самомъ дѣлѣ за сіе наказывать; таковая мѣра, увеличивая дѣтскую робость, дѣлаетъ ихъ слабодушными и еще болѣе боязливыми.

Противоположное сему состояніе духа есть *неустрашимость* или *мужество*; страсть сія, будучи руководима благоразуміемъ составляетъ твердость характера или присутствіе духа, и служитъ основаніемъ многихъ, какъ гражданскихъ, такъ и нравственныхъ добродѣтелей; дѣйствіе оной заключается въ управленіи внутренними своими душевными движеніями.—Человѣкъ, имѣющій сію благородную страсть, дѣлается выше всѣхъ обстоятельствъ. Она творитъ людей великими; знаменитые поборники Религіи, равно славные Полководцы представляютъ убѣдительные сему примѣру.

Сія наклонность зависитъ, какъ отъ природнаго расположенія, бывающаго слѣдствіемъ самой организаціи, такъ или даже чаще отъ первоначальнаго воспитанія; посему въ общественныхъ заведеніяхъ всегда *должно* имѣть въ виду возбужденіе оной; историческія повѣствованія о великихъ людяхъ преимущественно содѣйствуютъ таковому внушенію. Онѣ водворяя въ молодыхъ людяхъ съ юныхъ лѣтъ духъ твердости, возвышаютъ и укрѣпляютъ умственную силу. Посему воспитанники, съ дѣтства получая чувство благороднаго соревнованія къ славѣ, въ зрѣлыхъ лѣтахъ дѣлаются мужественными и неустрашимыми.

Радость есть внутреннее движеніе, происходящее отъ одного или многихъ пріятныхъ ощущеній. Умѣренная радость тихо возбуждаетъ нервную чувствительность, ускоряетъ кровообращеніе въ волосныхъ сосудцахъ, умножаетъ органическія движенія, сообщая имъ легкость и правильность; равнымъ образомъ правильное и свободное дѣйствіе всѣхъ органическихъ отправленій, располагаетъ душу нашу къ веселости; при семъ состоянiи всѣ умственныя способности имѣютъ бо́льшую дѣятельность и быстроту. Въ радости или въ веселомъ расположенiи духа понятiе развивается сильнѣе, соображенiе правильнѣе и умъ проницательнѣе. Неумѣренная радость, слишкомъ возбуждая нервную систему, приводитъ въ безпорядокъ всѣ отправленiя; умножая чрезмѣру движенiя сердца возмущаетъ дѣятельность самаго мозга.

Ничто впрочемъ въ юности не содѣйствуетъ столько развитiю организма, какъ въ физическомъ, такъ и въ дѣятельномъ его существованiи, какъ веселое состоянiе духа. По сей причинѣ въ свободные часы отъ занятiй дѣти должны предаваться всѣмъ невиннымъ и прiятнымъ для нихъ забавамъ, возбуждающимъ въ нихъ веселость: ибо послѣ продолжительныхъ напряженiй, утомляющихъ душевныя силы, сiи забавы доставляютъ имъ самое высокое удовольствiе.

При воспитанiи дѣтей въ публичныхъ заведеніяхъ всегда должно имѣть въ виду, чтобы дѣти не считали состояніе свое, такъ сказать, невольническимъ; ибо ничто столько не отвращаетъ отъ занятій, какъ подобныя мысли, скоро могущія возраждаться въ дѣтяхъ. Ошибаются тѣ, кои думаютъ, что строгое обращеніе съ дѣтьми есть лучшее средство управлять оными. Во всякомъ заведеніи свобода и благоразумная непринужденность по возможности должны быть предоставляемы дѣтямъ. Строгость къ воспитанникамъ, обнаруживающимъ дурныя наклонности, и самое ласковое обхожденіе съ дѣтьми, отличающимися хорошимъ поведеніемъ, совершенное ко всѣмъ безпристрастіе должны быть главнѣйшими правилами начальниковъ въ каждомъ заведеніи; симъ образомъ они внушатъ къ себѣ въ дѣтяхъ всеобщее уваженіе и истинную любовь; тогда дѣти смотрятъ на начальника своего не какъ на строгаго только взыскателя за ихъ проступки, но какъ на человѣка, пекущагося о ихъ благосостоянiи, присутствiе котораго не устрашаетъ ихъ, но водворяетъ почтенiе.

Печаль есть противоположное состоянiе радости; посему причины и дѣйствiе оной суть противоположныя тѣмъ, которыя происходятъ отъ радости.

Задумчивость есть мрачное расположенiе духа, происходящее либо отъ природнаго расположенiя, или стеченiемъ горестныхъ обстоятельствъ произведенное. Безпрерывныя огорченiя и непрiятности, подавляя дѣятельность умственныхъ силъ, погружаютъ человѣка въ нѣкоторой родъ задумчивости или меланхолiи; въ дѣтяхъ, неимѣющихъ живаго и быстраго характера, сiе скорѣе обнаруживается. Таковыя дѣти требуютъ чрезвычайной осторожности преимущественно при наказанiяхъ; ибо они, отъ природы будучи наклонны къ задумчивости, весьма скоро, при содѣйствующихъ къ тому обстоятельствахъ, впадаютъ въ совершенную меланхолію: дѣлаются скучными, убѣгаютъ сообщества своихъ товарищей, пренебрегаютъ классическими упражненіями и вообще бываютъ неспособны ни къ какимъ занятіямъ.

Любовь есть сильное устремленіе чувственныхъ способностей къ одному предмету. Душа влюбленнаго силится, такъ сказать, переселиться въ обожаемый имъ предметъ; всѣ движенія онаго выражаютъ сильное стремленіе находиться въ одной сферѣ съ нимъ; руки распростираются для принятія въ свои объятія, тѣло наклоняется впередъ, грудь безпрестанно умножается въ своемъ движеніи,—дѣлая усилія освободиться отъ мнимо вещественной тягости; откуда происходятъ частые и мгновенно облегчающіе воздухи; при видѣ предмета всѣ части приходятъ въ особенной родъ нервнаго дрожанія и легкій, пріятный, но быстрый, на подобіе електрическаго удара, огонь пробѣгаетъ по всему составу организма. Всѣ органы устремляются къ достиженію какого-то особеннаго неизъяснимаго удовольствія. Сія страсть, будучи въ высшей степени, подавляетъ всѣ прочія; истинно влюбленной, для обожаемаго имъ предмета, съ удовольствіемъ все приноситъ на жертву; она же можетъ служить къ возбужденію силы генія; сильное Краснорѣчіе, пріятная Поэзія, плѣнительная живопись и трогательная музыка, часто суть вдохновеніе любви.

Страсть сія въ дѣтяхъ ограничивается простою привязанностію къ нѣкоторымъ предметамъ. По мѣрѣ перехожденія ихъ изъ дѣтскаго состоянія въ юношеской, она быстро развивается. Юношескій возрастъ исключительно представляетъ ту эпоху жизни человѣческой, когда страсть сія во всей ея силѣ обладаетъ душею. Благоразумію наставниковъ предоставлено, ослабляя силу оной, руководить молодыхъ людей.

Чувство противоположное любви есть *ненависть*. Она состоитъ въ отвращеніи, чувствуемомъ нами къ нѣкоторымъ особамъ, такъ что присутствіе ихъ производитъ непріятное въ насъ ощущеніе. Не рѣдко ненависть бываетъ слѣдствіемъ отвращенія, зависящаго отъ особливой организаціи; отъ чего иногда встрѣчаемъ такихъ людей, коихъ присутствіе намъ тягостно безъ всякой причины; спрашивая у самихъ себя отчетъ сему, мы не находимъ никакихъ побудительныхъ причинъ; таковую врожденную антипатію, составляющую нижшую степень ненависти, мы не другому чему можемъ приписывать, какъ совершенной противоположности сихъ людей въ матеріяльномъ и дѣятельномъ ихъ существованіи; отъ чего всѣ движенія и дѣйствія ихъ другъ другу не нравятся.

Чаще впрочемъ ненависть бываетъ слѣдствіемъ причиненныхъ намъ многихъ душевныхъ огорченій. Въ дѣтскомъ возрастѣ страсть сія, такъ какъ и любовь, находится въ самомъ нижшемъ значеніи; сіи двѣ противоположныя страсти являются поздиѣе прочихъ. Образованіе души и сердца, руководимое благоразуміемъ родителей или наставниковъ, подавляетъ или покрайней мѣрѣ ослабляетъ силу сихъ страстей, развивающихся въ лѣтахъ возмужалости.

Прочія страсти составляютъ либо отрасли первоначальныхъ или слѣдствія оныхъ. Изъ нихъ наиболѣе въ дѣтскомъ возрастѣ замѣчательны: негодованіе, соревнованіе, зависть и стыдъ. *Негодованіе* есть прискорбіе души, возбуждаемое въ насъ несправедливостію. Таковое чувствованіе удобно раждается въ дѣтяхъ при неправильномъ предпочтеніи однихъ предъ другими, и будучи продолжительно легко превращается въ презрѣніе, что наичаще можетъ случаться въ общественныхъ заведеніяхъ; дѣти, отъ природы самолюбивыя и одаренныя отличными способностями, видя въ отношеніи ихъ совершенную несправедливость своихъ наставниковъ нили надзирателей, отъ негодованія скоро переходятъ къ презрѣнію.

Соревнованіе составляетъ благороднѣйшее чувство, состоящее въ сильномъ желаніи имѣть тѣже самыя выгоды и вознагражденія, коими пользуются другіе; дѣти и молодые люди, имѣя предъ глазами благородные примѣры, одушевляются чувствомъ соревнованія. Соревнованіе есть всегдашній спутникъ самолюбія.

Зависть есть прискорбіе души, возбуждаемое щастливыми обстоятельствами какъ равныхъ, такъ и неравныхъ намъ людей. Она различествуетъ отъ соревнованія тѣмъ, что завидующій не усиливается къ пріобрѣтенію подобныхъ заслугъ; желаніе его заключается въ уничтоженіи только всего благопріятнаго относительно тѣхъ, коимъ завидуетъ. Сія страсть есть одна изъ вреднѣйшихъ въ общественномъ быту; она не рѣдко обнаруживается въ самыхъ юныхъ лѣтахъ; подавлять оную при самомъ ея началѣ, принадлежитъ къ числу важнѣйшихъ обязанностей.

Стыдъ есть душевное возмущеніе, производимое въ дѣтяхъ случаями, унижающими ихъ въ кругу товарищей и оскорбляющими ихъ самолюбіе въ присутствіи высшихъ особъ Онъ составляетъ лучшій исправительный способъ дѣтскихъ проступковъ и погрѣшностей. Дѣйствіе онаго бываетъ преимущественнѣе и сильнѣе предъ лицомъ тѣхъ особъ, къ коимъ дѣти питаютъ любовь, съ уваженіемъ соединенную.

О душевныхъ способностяхъ.

Дѣятельное состояніе мозга обнаруживается умственными способностями. Мозгъ составляетъ общее чувствилище, гдѣ сосредоточиваются всѣ впечатлѣнія, производимыя въ чувственныхъ органахъ внѣшними вещами. Сіи впечатлѣнія, будучи онымъ воспріяты, возбуждаютъ въ немъ дѣятельную силу, являющуюся подъ видомъ различныхъ способностей ума, такъ что вниманіе, память, воображеніе и сужденіе суть не что иное, какъ явленія дѣятельнаго состоянія мозга.

Преимущественное развитіе умственныхъ силъ зависитъ отъ самой организаціи человѣка; по причинѣ совершеннѣйшаго его образованія предъ прочими животными, умственныя способности, сообразно сему, образовались въ немъ въ возможной степени совершенства. Въ позднѣйшія времена доказано, что сила или превосходство способностей каждаго человѣка зависитъ отъ различнаго матеріяльнаго образованія мозга. Галлъ убѣдительно доказалъ, что каждая способность ума имѣетъ въ мозгѣ свое мѣсто, или яснѣе сказать, свой органъ. Справедливость сего подтверждается видимыми и точными наблюденіями; допуская во всей силѣ таковое его открытіе за неоспоримую истину, мы однакожъ не увлекаемся тою мыслію, что тѣ, кои не имѣютъ видимаго извнѣ развитія таковыхъ органовъ, лишены умственныхъ способностей; ибо въ семъ случаѣ должно принимать въ соображенiе всеобщее образованiе всей нервной системы, особенно мозга. Въ устройствѣ мозговой системы должна быть особливая органическая гармонiя всѣхъ органовъ, отъ которой зависитъ умственная энергiя или сила; такъ что чѣмъ больше гармонируютъ всѣ способности, тѣмъ человѣкъ совершеннѣйшую имѣетъ умственную силу. Преимущественное же образованiе органовъ нѣкоторыхъ способностей показываетъ несовершенство прочихъ. Опытъ показываетъ, что люди, одаренные отличною способностiю къ одному какому либо предмету, бываютъ больше одностороннiе; понятiя и сужденiя ихъ вращаются всегда въ сферѣ ихъ предмета; общiя же ихъ сужденiя показываютъ слабость душевныхъ силъ; ибо способности ума зависятъ отъ гармоническаго устройства всего мозга.

Не одна организацiя имѣетъ влiянiе на силу умственныхъ способностей. Первоначальное образованіе ума, будучи подчинено воспитанію, зависитъ весьма много отъ онаго. Младенецъ, вскорѣ послѣ рожденія, сперва научается познавать людей, имѣющихъ попеченіе объ ономъ, потомъ уже начинаетъ заниматься окружающими предметами. Сфера его понятій, по мѣрѣ развитія всѣхъ органовъ, постепенно умножается, такъ что съ умножающимся во время ращенія тѣломъ умственныя способности примѣтнымъ образомъ увеличиваются; послѣ нѣсколькихъ годовъ, когда всѣ органы достигнутъ совершеннѣйшаго образованія, обнаруживаются въ дитяти соображеніе и умъ, стремящіеся къ изслѣдованію веществъ его окружающихъ. Сильное и безпрестанно подстрекаемое любопытство, при видѣ предметовъ, кои всѣ для него кажутся новыми, возбуждаетъ въ немъ не преоборимое желаніе все видѣть и ко всему прикасаться, такъ что въ жизни его мы видимъ почти безпрестанное испытаніе, оказывающееся во всѣхъ забавахъ и во всѣхъ его движеніяхъ.

Нервная система у дѣтей, сравнительно съ прочими частями организма, бываетъ значительно развита; мозгъ у нихъ, сообразно всему составу тѣла, чрезвычайно великъ; жизненная дѣятельность явственно оказывается въ головѣ; самый родъ ихъ занятій убѣждаетъ въ семъ; созидать изъ собранныхъ ими вещей сданія, подражать во многихъ дѣйствіяхъ взрослымъ, выдумывать и творить различныя игры, куклы и проч. суть первоначальныя дѣйствія умственныхъ способностей. Въ семъ возрастѣ не должно возбранять все безвредное видѣть и изслѣдывать; удовлетворяя дѣтскому сильному желанію возжигаемъ въ нихъ сильнѣйшее любопытство къ познанію всѣхъ окружающихъ вещей и содѣйствуемъ развитію ума. Дѣти увидѣвши вещь, для нихъ непонятную, усиливаются постигнуть оную и, по сродному имъ любопытству, распрашиваютъ объ оной своихъ наставниковъ со всею подробностію; сіи послѣдніе при объясненіяхъ своихъ не должны тотчасъ все передавать дитяти, но въ вещахъ удобопостижимыхъ и сообразныхъ его умственнымъ силамъ предоставлять отчасти собственному его уму и соображенію; такимъ образомъ сильнѣе и прочнѣе образуется въ немъ сужденіе. Несправедливо нѣкоторые думаютъ, что при первоначальномъ воспитаніи дѣтей должно обогащать одну только память; таковой способъ воспитанія подавляетъ высшія умственныя способности; ибо дѣтской умъ, наполненный таковыми извнѣ сообщенными свѣденіями, получаетъ родъ самодовольствія и, теряя совершенно любопытство къ изслѣдованію оныхъ, довольствуется только тѣмъ, что ему сообщаютъ. Достигнувъ зрѣлыхъ лѣтъ онъ не дерзаетъ повѣрять своимъ сужденіемъ ничего имъ слышаннаго или читаннаго.

Память есть способъ сохранять полученныя нами *свѣденія*, между тѣмъ какъ сужденіе и воображеніе, зависящія отъ внутренней дѣятельности мозга, владѣютъ творческою силою; цѣль воспитанія состоитъ въ развитіи сей творческой силы; мы достигаемъ сего благоразумнымъ упражненіемъ дѣтей въ такихъ занятіяхъ, въ коихъ совмѣстно упражняются какъ память, такъ воображеніе и сужденіе.

Состояніе пищеварительныхъ органовъ находится въ тѣсной связи съ умственными способностями; извѣстно, что ослабленное пищевареніе обнаруживаетъ важное вліяніе на дѣятельность мозга. Ничто столько не нарушаетъ дѣйствій ума, какъ разстроенное пищевареніе; даже обремененный желудокъ ослабляетъ умственныя силы; посему тотчасъ послѣ принятія пищи человѣкъ бываетъ неспособенъ ни къ какимъ важнымъ умственнымъ занятіямъ; по сей причинѣ наблюденіе діэтетическихъ правилъ въ самой пищѣ къ развитію дѣтскихъ умственныхъ способностей необходимо.

Замѣчено, что дѣти хорошо вскормленныя и очень тучныя, у коихъ слѣдовательно плототвореніе совершается съ великою дѣятельностію, имѣютъ гораздо слабѣе умственныя силы, нежели дѣти худощавыя, такъ что силы душевныя находятся почти въ обратномъ содержаніи съ плототвореніемъ; слѣдовательно по мѣрѣ возможности, должно содержать въ равновѣсіи растительную систему съ животною. Въ публичныхъ заведеніяхъ, гдѣ дѣти уже вышли изъ состоянія младенчества, надобно наблюдать, чтобы употребляли удобоваримую пищу и не погрѣшали въ діэтѣ; тогда они избѣгнутъ одной изъ важныхъ физическихъ причинъ, возраждающихъ неохоту и нерасположеніе къ занятіямъ.

Вліяніе на умственныя способности, отъ тѣлосложенія происходящее, весьма очевидно. Дѣти *сангвиническаго темперамента*, у коихъ въ перевѣсѣ образовалась кровеносная и мышечная система, бываютъ веселы, раздражительны и вообще представляютъ болѣе пылкости, нежели дѣти другихъ тѣлосложеній; имѣя тонкую и чувствительную кожу, они одарены чрезвычайною внѣшнею чувствительностію и весьма склонны къ чувственнымъ удовольствіямъ; дѣти таковаго тѣлосложенія неспособны заниматься глубокими и продолжительными напряженіями умственныхъ силъ; въ замѣнъ сего они имѣютъ особенную способность къ легкимъ занятіямъ, питающимъ болѣе воображеніе, нежели сужденіе, какъ на прим: музыка, живопись, Поэзія суть такія упражненія, коимъ они охотно предаваясь, дѣлаютъ быстрые успѣхи; посему при воспитаніи таковыхъ дѣтей сія живость ихъ, какъ слѣдствіе ихъ организаціи, не должна быть подавляема строгими взысканіями, ибо ничто не въ состояніи перемѣнить ихъ природу; слѣдовательно стараться должно по возможности только о томъ, чтобы облагородить сію дѣтскую рѣзвость, давая оной благоразумное и полезное направленіе, то есть, упражнять ихъ болѣе въ тѣхъ занятіяхъ, къ коимъ они имѣютъ отъ природы болѣе наклонности; тогда самое выполненіе рѣзвостей будетъ для нихъ составлять полезное препровожденіе времени.

Флегматическій темпераментъ представляетъ совершенную противоположность сангвиническому. Здѣсь система плототворенія владычествуетъ надъ другими; дѣти, имѣющія сіе тѣлосложеніе, бываютъ тучны и во всѣхъ своихъ дѣйствіяхъ медленны. Нервная система не представляетъ такой движимости и чувствительности, какъ въ предшедшемъ случаѣ; посему они не имѣютъ ни къ чему особенной охоты; не будучи одарены отъ природы пылкими способностями, они во всѣхъ занятіяхъ отстаютъ отъ прочихъ своихъ товарищей. Дабы возбудить въ нихъ какую либо охоту и рвеніе къ полезнымъ занятіямъ, должно принимать мѣры возбуждающія, иногда даже насильственныя; посему съ таковыми дѣтьми не рѣдко нужна бываетъ строгость, дабы заставить ихъ выполнять даваемыя учителями уроки.

Холерическій темпераментъ происходитъ отъ преимущественнаго образованія желчной системы. Темпераментъ сей обнаруживается блѣдностію лица, пылкостію характера и сильною всеобщею раздражительностію. Умственныя способности находятся почти въ безпрерывномъ напряженіи; почему дѣти, одаренныя симъ темпераментомъ, охотно предаются всякаго рода занятіямъ, соревнуя всегда превзойти своихъ товарищей. Неуспѣшныя занятія повергаютъ ихъ въ уныніе, отъ чего они дѣлаются безпокойными и строптивыми. Въ дѣтяхъ, имѣющихъ сіе тѣлосложеніе, замѣтна особенная гордость, сильная склонность къ честолюбію и стыдливость. При воспитаніи оныхъ должно имѣть осторожность, чтобы не оскорблять ихъ самолюбія несправедливыми укоризнами въ слабыхъ успѣхахъ или худомъ поведеніи; ибо симъ образомъ водворяется въ нихъ духъ строптивости. Они чаще требуютъ обузданія въ порывѣ своихъ занятій, нежели поощренія.

Темпераментъ меланхолическій представляетъ преимущественное развитіе нервной системы, дѣятельное состояніе которой устремлено здѣсь болѣе внутрь, нежели къ внѣшнимъ вещамъ, какъ сіе мы замѣчаемъ въ холерическомъ темпераментѣ; медленность и нетерпливость въ сужденіяхъ, осторожность въ поступкахъ, молчаливость и холодность въ обращеніи, простота, скромность и здравомысліе во всѣхъ дѣйствіяхъ, суть принадлежности сего темперамента. Между тѣмъ какъ у сангвиниковъ и холериковъ всѣ умственныя силы стремятся ко всему внѣшнему, меланхоликъ, будучи погруженъ въ самаго себя, или въ глубокія свои размышленія, не устремляетъ никакого вниманія къ окружающимъ его вещамъ; внѣшнія его чувства остаются въ сіе время почти въ совершенномъ бездѣйствіи. Посему дѣти имѣющія сіе тѣлосложеніе показываютъ большую склонность къ занятіямъ труднымъ, требующимъ усильнаго напряженія ума. Холерическій темпераментъ, коего кругъ дѣйствія не ограничивается въ немъ самомъ, пораждаетъ славныхъ Героевъ на полѣ брани и великихъ Патріотовъ въ отечествѣ, меланхолическій же, коего сфера дѣйствій заключается во внутреннемъ напряженіи, даетъ намъ великихъ ученостію мужей: глубокіе Метафизики и Натуралисты, равно славные Математики и Астрономы болѣе или менѣе суть меланхолики.

Дѣти меланхолическаго тѣлосложенія, не смотря на пылкость возрасту ихъ свойственную, уклоняются отъ всѣхъ общественныхъ игръ; любятъ уединеніе и охотно предаются размышленіямъ. Любовь къ наукамъ, особливо требующимъ большаго соображенія, обнаруживается въ нихъ особеннымъ рвеніемъ къ занятіямъ математическимъ и философскимъ. При воспитаніи таковыхъ дѣтей, стараясь образовать ихъ умъ и сердце и желая содѣлать полезными гражданами, назидательно должно пещись, чтобы они не слишкомъ предавались умозрительнымъ наукамъ, вынуждая ихъ дѣлать различнаго рода развлеченія; ибо излишнія сего рода занятія въ лѣтахъ дѣтства, неумѣренно напрягая умственныя силы, наводятъ родъ меланхоліи, или такого болѣзненнаго состоянія души, при коемъ человѣкъ совершенно чуждается всего внѣшняго.

Умственныя силы обнаруживаются въ различныхъ явленіяхъ, откуда произошло столь многообразное раздѣленіе душевныхъ способностей; я ограничусь обозрѣніемъ только главнѣйшихъ дѣйствій ума, составляющихъ основаніе всѣхъ прочихъ; сюда относятся: вниманіе, память, воображеніе и сужденіе.

О вниманіи.

Вниманіе составляетъ первоначальное и

основное дѣйствіе ума. Движеніе произвольныхъ мышицъ происходитъ отъ устремленнаго къ нимъ вниманія, по коему онѣ вступаютъ въ ихъ дѣйствіе; равно посредствомъ вниманія совершаются прочія отправленія мозга, состоящія въ памяти, воображеніи и сужденіи, посему оно не составляетъ отдѣльной способности ума. Вниманіе, въ отношеніи умственныхъ способностей, есть тоже, что ощущеніе въ отношеніи внѣшнихъ чувствъ; первое составляетъ общее всѣмъ умственнымъ дѣйствіямъ, а послѣднее принадлежитъ всѣмъ чувствамъ.

Вниманіе изощряется или пріобрѣтаетъ большую силу отъ упражненія, и на оборотъ, оно остается грубымъ, при худомъ первоначальномъ воспитаніи; отъ сего умственныя силы, коимъ она служитъ основаніемъ, остаются слабыми и слишкомъ ограниченными.

Дѣтскій возрастъ представляетъ вниманіе гораздо въ нижшей степени, нежели другіе возрасты. Новость и разнообразіе предметовъ, желаніе удовлетворять нуждамъ, безпрестанно въ дѣтяхъ возраждающимся, суть естественныя движенія души въ дѣтскомъ возрастѣ, кои отклоняютъ его отъ вниманія; по сей причинѣ умственныя напряженія бываютъ непродолжительны, скоропреходящи и несравненно слабѣе, нежели въ зрѣломъ возрастѣ. Самое любопытство, которое въ дѣтяхъ владычествуетъ предъ прочими душевными движеніями, недостаточно бываетъ къ тому, чтобы постоянно преслѣдовать предметъ, которымъ они, по видимому, преимущественно занимаются, такъ что никакое понужденіе и никакая награда не въ состояніи принудить ихъ къ постоянному вниманію; ибо сія умственная способность существенно есть независима, и не подчинена ничему другому, какъ собственному или произвольному влеченію. Не смотря на сіе, мы не совсѣмъ лишены способовъ при воспитаніи дѣтей умножать или усиливать ихъ вниманіе. Привычка обнаруживаетъ и въ семъ случаѣ могущественное свое вліяніе; самыя трудныя напряженія она содѣлываетъ легкими и удобоисполнимыми; равнымъ образомъ она мощна развивать и умножать вниманіе и усвоивать оное дѣтямъ. Слѣдовательно, чтобы заставить дѣтей имѣть идеи постоянныя, и въ занятіяхъ своихъ достигать опредѣленной цѣли, прежде надобно стараться приучать къ вниманію, занимая ихъ первоначально вещами пріятными и возбуждающими любопытство, какъ на примѣръ: объясненіемъ различныхъ забавныхъ физическихъ явленій, или машинъ, въ видѣ дѣтскихъ игрушекъ употребляемыхъ. Различнаго рода куклы, составляющія дѣтскія забавы женскаго пола, принадлежатъ къ весьма полезнымъ игрушкамъ; онѣ невольнымъ образомъ раждаютъ въ дѣтяхъ вниманіе, и даютъ начало къ размышленію; полезно также прежде, нежели дѣти начинаютъ учиться чтенію и чистописанію, представлять имъ написанныя на доскѣ письмена, заставляя ихъ замѣчать оныя; но дабы сдѣлать еще пріятнѣе сіи занятія и возбудить нѣкоторое соревнованіе, должно давать вознагражденіе тому, кто съ большею скоростію, а слѣдовательно и съ большимъ вниманіемъ, замѣчаетъ; такимъ образомъ дѣти постепенно начинаютъ быть внимательнѣе; ибо занятія ихъ, соединяя въ себѣ простоту и пріятность, содѣлываются для нихъ привлекательными. Въ дальнѣйшемъ развитіи дѣтей, когда они приближаются уже къ юношескому возрасту, основныя или первоначальныя правила Математики принадлежатъ къ предметамъ, наиболѣе умножающимъ силу вниманія; точность, каковая соблюдается во всѣхъ математическихъ, даже самыхъ простѣйшихъ вычисленіяхъ, требуетъ особливаго вниманія; слѣдовательно дѣти, занимаясь оною, образуютъ сію способность во всей ея обширности; посему желательно, чтобы родители и другіе воспитатели юношества, прежде нежели начинаютъ занимать дѣтей историческими предметами или другими сему подобными занятіями, упражняли ихъ въ начальныхъ правилахъ Арифметики; ибо математическіе предметы составляютъ самый дѣятельный способъ къ развитію вниманія въ дѣтяхъ.

Всякое продолжительное или неумѣренное напряженіе оканчивается ослабленіемъ онаго; равнымъ образомъ и вниманіе не должно быть утомляемо чрезмѣрнымъ напряженіемъ, ибо отъ безпрерывной дѣятельности тѣло приходитъ въ изнеможеніе подъ бременемъ умственныхъ усилій; тогда сіи занятія вмѣсто предполагаемой пользы приносятъ при воспитаніи дѣтей одинъ только вредъ; отвращеніе отъ занятій ничѣмъ непреодолимое есть обыкновенное въ подобныхъ случаяхъ послѣдствіе. Посему дѣти, послѣ трудовъ ими подъятыхъ, должны имѣть нѣкоторую часть времени, совершенно имъ предоставленную.

О памяти.

Память есть способность удерживать впечатлѣнія, падающія посредствомъ чувствъ на мозгъ, между тѣмъ какъ самые предметы, отъ коихъ онѣ произошли, больше уже не существуютъ. Память есть всегда послѣдовательное дѣйствіе напряженія мозга, возбуждаемаго внѣшними предметами.

Не возможно утвердительно сказать, въ чемъ состоитъ особенность сего дѣятельнаго состоянія и составляетъ ли память нѣчто отдѣльное отъ другихъ способностей, какъ всѣ почти оную разумѣютъ? Мнѣ кажется, память не есть особенная или отдѣльная умственная сила, но, подобно вниманію, принадлежитъ всѣмъ душевнымъ способностямъ, и по мѣрѣ того, къ чему человѣкъ больше способенъ, въ томъ сильнѣе обнаруживается память. Мы часто слышимъ называющихъ безпамятнымъ того, кто скоро забываетъ время различныхъ произшествій;

между тѣмъ какъ тотъ же самый человѣкъ, въ другихъ случаяхъ обнаруживаетъ чрезвычайную память; часто сіи мнимо безпамятные люди суть глубокіе Математики, или отличные Артисты и тому подобное. Но чтобъ быть Математикомъ, надобно кромѣ внимательнаго соображенія, имѣть въ твердой памяти всѣ предшедшія математическія занятія; равнымъ образомъ никогда не будетъ тотъ славнымъ Артистомъ, кто не имѣетъ способности сохранить въ памяти и самомалѣйшія правила его искуства; слѣдовательно можно думать, что память, не составляетъ отдѣльной умственной силы, но есть общая принадлежность каждой способности.

Слабость душевныхъ силъ вообще обнаруживается слабою памятью во всѣхъ дѣйствіяхъ. Впрочемъ во всякомъ случаѣ—составляетъ ли память отдѣльную способность, или принадлежитъ, какъ общее всѣмъ способностямъ, она подобно другимъ умственнымъ силамъ, при извѣстныхъ обстоятельствахъ, можетъ развиваться и возрастать, или ослабѣвать и измѣняться. Привычка и упражненіе изощряетъ память, недостатокъ же занятія ослабляетъ оную.

Понятія суть дѣйствія ощущеній; онѣ формируются въ нашемъ мозгѣ не иначе, какъ дѣйствіемъ впечатлѣній, производимыхъ посредствомъ внѣшнихъ чувствъ; сохраняются же посредствомъ памяти, безъ коей не можетъ существовать и самаго размышленія; посему память есть основаніе высшихъ умственныхъ способностей; память собираетъ и сохраняетъ матеріалы, изъ коихъ созидается цѣлое посредствомъ воображенія и сужденія. Привычка и занятіе, вниманіемъ подкрѣпляемыя, умножаютъ, какъ мы уже сказали, память.

Вообще полагаютъ, что память у дѣтей, сравнительно съ другими способностями обнаруживается сильнѣе; впрочемъ дѣти помнятъ преимущественно тѣ предметы, кои имъ нравятся, или коихъ польза для нихъ удобопонятна; посему при воспитаніи дѣтей непремѣннымъ правиломъ должно постановить, чтобы предметы, долженствующіе сохраняться въ памяти дѣтей, были объясняемы точно и вразумительно, тогда они, постигая оныя совершенно, сохраняютъ весьма твердо въ своей памяти. Нѣкоторые не со всѣмъ основательно думаютъ, что дѣтей можно съ пользою учить словамъ и вещамъ, коихъ они ни мало не разумѣютъ, полагая, что сіи поверхностныя впечатлѣнія изощряютъ дѣтскую память и составляютъ матеріялъ къ будущимъ соображеніямъ и сужденію: мнѣ кажется, что сіи скоропреходящія впечатлѣнія, утомляя дѣтей, не имѣютъ послѣ себя никакихъ плодовъ, кромѣ напраснаго изнеможенія, какъ физическихъ, такъ и умственныхъ силъ; ибо вещи и слова совсѣмъ непонимаемыя, не будучи усвоены, совершенно изглаживаются изъ памяти, не оставляя по себѣ никакого слѣда. И такъ къ числу важныхъ злоупотребленій должно отнести, когда заставляютъ дѣтей выучивать цѣлые ряды словъ ими непонимаемыхъ, что часто дѣлаютъ какъ учители, такъ и самые родители, желая блеснуть сими непрочными дѣтскими знаніями; таковой способъ въ изученіи всякаго предмета безполезенъ, и не сообщая никакой пищи дѣтскому уму, даетъ весьма худое направленіе всѣмъ умственнымъ способностямъ, вредитъ слѣдовательно и въ дальнѣйшемъ или высшемъ образованіи; при семъ кстати присоединить можно, что дѣти никогда не должны быть обременяемы большими уроками; въ такихъ случаяхъ они, заботясь о изученіи оныхъ, стараются замѣчать слова, а не самую сущность; слѣдовательно задаваемые воспитанникамъ уроки сколько возможно должны быть принаровлены къ дѣтскимъ силамъ т. е. какъ можно короче, дабы дѣти могли оные совершенно усвоивать; требуя отчетъ въ оныхъ, отнюдь не должно ограничиваться повтореніемъ текста, но совершенныя только и подробныя объясненія заданныхъ имъ уроковъ могутъ служить доказательствомъ, что они выполнили вполнѣ и все уразумѣли; таковое изученіе развиваетъ всѣ умственныя способности и прочно обогащаетъ память.

Въ первые годы ученія должно занимать дѣтей болѣе вещественными понятіями, нежели отвлеченными истинами; изученіе языковъ, Исторія, Географія, музыка, рисованье должны принадлежать къ первымъ предметамъ; но чтобы обогащая память, въ тоже самое время возвышать силу вниманія, должно ихъ занимать правилами Арифметики, начальными основаніями Физики, Естественной Исторіи и проч. Что касается до упражненія по части словесности какъ отечественной, такъ и иностранной; то, по моему мнѣнію, это принадлежитъ къ позднѣйшему воспитанію; образованіе въ оныхъ должно быть тогда, когда способнсоти умственныя находятся въ полномъ своемъ развитіи; ибо занятія сего рода сливаются съ занятіями высшими, каковы суть предметы къ умозрѣнію относящіяся, какъ то: высшая Математика, Философія и проч.

Время благопріятствующее вообще занятіямъ есть утреннее, когда желудокъ необремененъ; опытомъ также дознано, что сильнѣе впечатлѣвается въ памяти у дѣтей, если они, ложась спать, перечитываютъ внимательно свои уроки; мозгъ какъ бы сохраняетъ сіи послѣднія впечатлѣнія въ продолженіе ночи, даже во время сна; почему желательно, чтобы въ заведеніяхъ послѣднія вечернія минуты посвящаемы были на перечитываніе заданныхъ уроковъ; извѣстно также, что дѣти учащіяся громкимъ голосомъ каждой по себѣ, или еще лучше вдвоемъ скорѣе понимаютъ и дольше удерживаютъ въ своей памяти; ибо въ семъ случаѣ вниманіе ихъ ничѣмъ не развлекается. Хорошій способъ объясненій и систематическое изложеніе предметовъ служитъ однимъ изъ важнѣйшихъ пособій, облегчающихъ дѣтей въ изученіи уроковъ.

Непомѣрныя тѣлесныя упражненія, наводящія всеобщее изнеможеніе силъ, слишкомъ большое обремененіе желудка и привычка къ неумѣренно - продолжительному сну во время ночи ослабляютъ память.

Естественной недостатокъ памяти, или совершенное отъ природы безпамятство, которое есть спутникъ всеобщей слабости умственныхъ силъ, называется идіотизмъ.

О воображеніи.

Воображеніе есть способность производить безпрестанно новыя идеи при всякомъ впечатлѣніи, падающемъ на мозгъ; изъ сего видно, что воображеніе одарено творческою силою; оно не состоитъ только въ одномъ воспоминаніи прошедшаго или представленіи настоящаго: въ воображеніи прошедшее, настоящее и самое будущее въ совокупности могутъ существовать. Предметы его не суть одни только вещественные и существующіе, но весьма часто отвлеченные и даже несуществующіе; воображеніе даетъ вещественность идеямъ и олицетворяетъ вещества; баснословія и вымыслы всего неестественнаго суть произведенія воображенія; оно находится въ тѣсной связи или въ гармоніи съ чувствительностію; чѣмъ возвышеннѣе чувствительность, тѣмъ сильнѣе воображеніе; возмущенная чувствительность возмущаетъ и самое воображеніе; оно равно какъ и чувствительность въ преимуществѣ находится у молодыхъ людей и у женщинъ, нежели въ зрѣломъ возрастѣ и у мущинъ. Истинная Поэзія существованіемъ своимъ обязана воображенію; посему молодые люди, равно какъ и женщины, болѣе показываютъ склонности къ піитическимъ произведеніямъ; музыка и живопись по существу своему принадлежатъ къ Поэзіи; душа оныхъ есть также воображеніе.

Сія способность, подобно какъ и самая чувствительность, различествуетъ по темпераменту, возрасту, полу, климату, времени года и самому образу жизни.

Сангвиническій темпераментъ имѣетъ въ перевѣсѣ воображеніе, равно какъ оно же владычествуетъ у молодыхъ людей, особливо въ ту эпоху времени, когда дѣтородный организмъ вступаетъ въ кругъ своей дѣятельности. Женскій полъ имѣетъ сильнѣе воображеніе, нежели мужескій. Теплый климатъ, также какъ весеннее и лѣтнее время возбуждаютъ силу воображенія, почему южныя мѣста чаще порождаютъ славныхъ Поэтовъ. Самый образъ жизни оказываетъ значительное вліяніе на воображеніе: жизнь безпечная, спокойная и въ нѣгѣ проводимая болѣе благопріятствуетъ воображенію, нежели сопряженная съ заботами души и изнуреніемъ тѣла. Уединеніе, лишая всякаго развлеченія, питаетъ воображеніе. Пища и питье, одаренныя разгорячающимъ свойствомъ, оное умножаютъ.

О суждении.

Сужденіе есть способность, посредствомъ коей мы созерцаемъ сообразность идей; оно подчиняетъ порядку все пріобрѣтаемое памятью и производимое воображеніемъ; посему сіи послѣднія способности суть болѣе или менѣе необходимы для сужденія, составляющаго основаніе здравомыслія и благоразумія. Сужденіе есть свѣтъ разума, освѣщающій всѣ его дѣйствія; оно составляетъ ту высшую умственную принадлежность человѣка, по коей онъ выходитъ изъ среды круга всѣхъ животныхъ; превосходство его предъ оными заключается въ сей способности, коей лишены прочія животныя; всѣ умственныя способности не иначе могутъ достигать высшей степени своего образованія, какъ будучи подчинены сужденію; посему первоначальное образованіе сей способности есть одна изъ главныхъ обязанностей воспитанія дѣтей, существенная цѣль котораго состоитъ въ томъ, чтобы внушить дѣтямъ здравомысліе или правильное сужденіе. Привычка и упражненіе составляютъ главные къ сему способы; математическіе и физическіе предметы принадлежатъ къ дѣятельнымъ средствамъ, приучающимъ дѣтей къ правильному соображенію и точному сужденію. Въ лѣтахъ юношескихъ, когда способности ума пріобрѣтаютъ большую зрѣлость, къ усовершенствованію сужденія весьма много содѣйствуютъ занятія въ сочиненіяхъ, на заданный текстъ, предоставляя имъ нѣкоторую свободу къ изложенію своихъ мыслей. Ничто, кажется, столько не служитъ къ развитію сей способности, какъ подобныя занятія.

Сужденіе, какъ и всѣ другія способности ума, можетъ быть или недостаточное или ошибочное; общая слабость умственныхъ силъ обнаруживается слабымъ сужденіемъ. Ошибочное или неправильное сужденіе можетъ происходить отъ многоразличныхъ причинъ; главнѣйшія суть: неправильныя понятія о вещахъ и ихъ соотношеніи, и собственное наше самолюбіе; первое не производитъ чистыхъ и правильныхъ идей, послѣднее же дѣлаетъ насъ упорными въ своемъ мнѣніи, а въ дѣтяхъ даетъ худое направленіе ихъ сужденію. Дурное воспитаніе, особливо чтеніе превратными мыслями наполненныхъ книгъ, чрезвычайное имѣетъ вліяніе на силу сей способности. Дабы сохранить по возможности цѣлость нравственности и чистоту сужденій должно возбранять дѣтямъ чтеніе подобныхъ книгъ.

О поощреніяхъ и наказаніяхъ дѣтей.

Поощренія и наказанія, будучи совершенно противоположны между собою, имѣютъ всегда одну и ту же нравственную цѣль. Каждый человѣкъ, предпріемлющій трудъ къ совершенію какого либо дѣла, ожидаетъ отъ того для себя выгодъ, услаждающихъ его жизнь. Равнымъ образомъ и дѣти, занимающіяся ученіемъ, должны имѣть въ виду какую либо награду. Никакая нація не можетъ столько хвалиться тѣми существенными преимуществами, какія предоставлены въ нашемъ отечествѣ отличнымъ воспитанникамъ, какъ въ военныхъ, такъ и въ гражданскихъ учебныхъ заведеніяхъ. Воспитанникъ, съ отличіемъ проходившій курсъ своихъ наукъ, получаетъ особенныя права, вступая на службу; не входя въ сіи столь мудро Правительствомъ устроенныя вознагражденія отличающимся ученикамъ, я упомяну только о тѣхъ наградахъ, которыя должны быть употребляемы для дѣтей всякаго возраста и во всѣхъ какъ въ публичныхъ, такъ и частныхъ заведеніяхъ.

Вознагражденія для дѣтей малолѣтныхъ, служащія къ поощреніямъ ихъ въ занятіяхъ, сколько возможно принаровляются къ ихъ наклонностямъ; онѣ также должны быть разнообразны и служить, или невиннымъ удовольствіемъ, либо наставленіемъ. Къ общимъ таковымъ наградамъ принадлежитъ даваемый отдыхъ дѣтямъ послѣ занятій, устроивая въ сіе время общественныя игры, состоящія въ пріятныхъ гимнастическихъ упражненіяхъ, сюда относятся: бѣганье, танцы, и сему подобное. Учрежденіе домашнихъ театровъ, есть также въ числѣ полезныхъ и пріятныхъ дѣтскихъ занятій. Въ семъ случаѣ дѣти должны разыгрывать различныя поучительныя и нравственныя пьесы, выборъ коихъ предоставляется благоразумію попечителей воспитанія дѣтей; таковое занятіе доставляя дѣтямъ удовольствіе, и внушая имъ благонамѣренныя нравственныя начала, нечувствительно образуетъ ихъ душу и сердце. Единообразная жизнь, на которую дѣти осуждены въ публичныхъ заведеніяхъ, должна имѣть свои услажденія, кои бы могли оную содѣлывать для нихъ пріятнѣе и разнообразнѣе; домашній театръ, изъ самихъ воспитанниковъ устроенный, выполняя сію цѣль, будетъ имъ служить вмѣстѣ и наставленіемъ, если тѣ, коимъ ввѣрено воспитаніе дѣтей, будутъ дѣлать строгій и приличный выборъ пьесъ, стараясь приспособлять оныя ко внушенію истинныхъ и твердыхъ правилъ нравственности.

Кромѣ сихъ общихъ вознагражденій есть еще частныя или особенныя, которыя учреждаются во всякомъ благоустроенномъ заведеніи. Чтобы возбудить соревнованіе въ воспитанникахъ, по окончаніи годичныхъ испытаній, раздаются различныя награды, состоящія въ книгахъ разнаго рода, похвальныхъ листахъ, или какихъ либо другихъ подаркахъ. Желательно, чтобы сіи раздачи дѣлались чаще, нежели одинъ разъ въ годъ, по крайней мѣрѣ по истеченіи каждой трети, при дѣланіи частныхъ испытаній.

Къ самымъ дѣятельнымъ поощреніямъ относится недавно введенное въ нѣкоторыхъ заведеніяхъ обыкновеніе записывать учениковъ, отличающихся прилежаніемъ и успѣхами на особенно устроенной для сего доскѣ;

по окончаніи же всего курса наукъ вносятъ имена таковыхъ въ особливую, для сего приготовленную, книгу, или обозначаютъ оныя на особенной доскѣ, поставленной въ такомъ мѣстѣ, гдѣ она находится всегда предъ глазами питомцовъ. Сіи столь благоразумно придуманныя мѣры служатъ наилучшимъ средствомъ къ возбужденію соревнованія въ учащихся, ибо сіе служитъ безпрестаннымъ, возбуждающимъ охоту къ ученію, воспоминаніемъ.

Наказаніе есть способъ исправлять въ дѣтяхъ погрѣшности и симъ отвращать дальнѣйшія оныхъ послѣдствія, могущія имѣть вліяніе на цѣлую жизнь. Посему оно столько же при воспитаніи дѣтей необходимо, сколько и самое поощреніе. Дѣтскіе проступки обыкновеннѣе состоятъ въ лѣности, непослушаніи и въ чрезмѣрныхъ, а иногда и непозволительныхъ рѣзвостяхъ; сообразно сему и самыя наказанія сколько возможно должны быть принаровлены; если дитя лѣнивъ, тогда лишать его удовольствій, предназначенныхъ другимъ воспитанникамъ; если онъ упрямъ и склоненъ къ грубостямъ, обнаруживать этотъ порокъ въ кругу его товарищей, дабы симъ его устыдить, и тѣмъ исправить; за излишнюю рѣзвость оставлять его одного, не позволяя учавствовать въ игрѣ его товарищей. Наказанія не должны быть слишкомъ часты, дабы дѣти не пріобыкли къ онымъ; слѣдовательно первые проступки дѣтей должны прощаться, предваряя, что въ послѣдующій разъ оныя не будутъ оставлены безъ наказанія. Первоначально должно начинать дружескими выговорами, дѣлаемыми имъ втайнѣ, потомъ предъ товарищами, и наконецъ если исправленія не предвидится, въ присутствіи старшихъ, или и самихъ родителей; но и сіи мѣры не всегда бываютъ дѣйствительны; въ такомъ случаѣ пріемлются гораздо строжайшія, какъ то: обреченіе дѣтей на хлѣбъ и воду на два и на три дни, даже и на недѣлю, присоединяя къ обѣду немного супу, дабы чрезмѣру не ослабить, особливо дѣтей слабаго сложенія; записываніе на черной доскѣ, обозначая самый проступокъ и выставляя оную предъ глазами всѣхъ товарищей; заставлять, стоять въ углу просто или на колѣнахъ во время общаго обѣденнаго стола воспитанниковъ и лишать на цѣлую ночь постели, приказывая ему спать на голой доскѣ; сіи суть мѣры самыя дѣятельныя; въ крайнихъ же случаяхъ для дѣтей не безполезно и самое тѣлесное наказаніе розгами.

Наказаніе же, состоящее въ заключеніи дѣтей въ особенную темную комнату, не совсѣмъ изъято отъ упрековъ. Цѣль наказанія состоитъ въ томъ, чтобы ученика исправить; сей же родъ наказанія, кажется, не удовлетворяетъ въ семъ случаѣ; чтобы заставить воспитанника учиться, надобно возбудить въ немъ самолюбіе; чтобы дать дитяти почувствовать дурныя его наклонности, какъ то: грубость и упрямство, должно стыдить его въ кругу всѣхъ товарищей; находясь же въ темной комнатѣ въ четырехъ стѣнахъ, онъ не чувствуетъ лѣности, какъ порока, ибо и здѣсь проводитъ время въ совершенной праздности, и даже мало симъ скучаетъ; воображенiе представляетъ ему множество идей, изъ коихъ онъ формируетъ себѣ планы; равно не исправляется въ грубости, или упрямствѣ, ибо онъ будучи удаленъ отъ своихъ товарищей, ни мало не стыдится сего рода наказанiя; а слѣдовательно и не чувствуетъ всей важности своего проступка. Сверьхъ того сей родъ наказанiя приличенъ болѣе для взрослыхъ, нежели для дѣтей. Преступленiя гражданскiя наказываются заключенiемъ въ темницу; преступленiя же дѣтей должны быть разсматриваемы и наказываемы, какъ погрѣшности дѣтскiя.

Наказанiе дѣтей, состоящее въ бiенiи ихъ

линейкой или доскою по рукамъ, равно приказываніе одному изъ товарищей драть за уши или за волосы, суть остатки варварства, которые, благодаря нынѣшнему просвѣщенію, въ благоустроенныхъ заведеніяхъ совсѣмъ вышли изъ обыкновенія.

Объ онанизмѣ.

Онанизмъ есть страсть производить насильственное возбужденіе въ дѣтородныхъ органахъ посредствомъ различныхъ внѣшнихъ раздраженій. Она преимущественно свойственна юнымъ лѣтамъ, въ которыхъ начаще и обнаруживается.

Кому неизвѣстны гибельныя послѣдствія сего порока, часто вкрадывающагося въ общественныя заведенія и не рѣдко бывающаго въ дому самихъ родителей. Весьма немного такихъ публичныхъ или частныхъ заведеній, для воспитанія дѣтей устроенныхъ, которыя бы совершенно были изъяты отъ сей страсти, въ большей или меньшей степени свирѣпствующей между воспитанниками, такъ что никакая прозорливая дѣятельность не въ состояніи совершенно оную уничтожить.

Признаки, обнаруживающіеся у дѣтей преданныхъ сему пороку, происходятъ отъ совмѣстнаго пораженія всѣхъ системъ организма; ибо всѣ системы, будучи болѣе или менѣе въ тѣсной связи съ дѣтороднымъ организмомъ, поражаются и изнемогаютъ.

Первыя явленія показываются въ нервной системѣ; прежняя бодрость духа и веселое расположеніе исчезаютъ, на мѣсто коихъ появляется скука въ видѣ меланхоліи, особливо непосредственно по удовлетвореніи сей страсти слѣдующая. Дитя таковое ищетъ больше уединеній и не находитъ никакихъ удовольствій въ общественныхъ забавахъ, какъ прочіе его товарищи; вмѣстѣ съ симъ слѣдуетъ и въ прочихъ отправленіяхъ нарушеніе: лице имѣетъ видъ блѣдной, не рѣдко покрывается множествомъ прищей багроваго цвѣта; подъ глазами образуется синеватаго цвѣта дугообразныя полосы, отъ чего глаза кажутся очень впавшими, и не имѣютъ той живости и быстроты, которая обыкновенно въ оныхъ замѣчается. Кожа, облекающая всю поверхность тѣла, бываетъ суха и теряетъ свойственную сему возрасту нѣжность; мышицы вялы и слабы, лишаются надлежащей крѣпости; равнымъ образомъ и въ дѣтородныхъ частяхъ бываютъ нѣкоторыя измѣненія; моча при испущеніи не имѣетъ быстроты въ паденіи своемъ, отъ ослабленнаго состоянія выбрасывательныхъ оную мышицъ.

Усилившійся сей порокъ влечетъ дальнѣйшее разстройство въ животной экономіи; дитя начинаетъ чувствовать по временамъ боль въ конечностяхъ и членосоединеніяхъ, а всего чаще въ спинномъ хребтѣ. Органы пищеваренія разстроиваются; выдѣлываніе питательнаго сока и превращеніе онаго въ органическую массу приходитъ въ упадокъ;

дитя примѣтно худѣетъ; мышечныя части, находящіяся въ окружности хребта, уменьшаются въ своей объятности, отъ чего отростки позвонковъ обнаруживаясь оставляютъ примѣтныя, выдающіяся возвышенія; иногда оказывается чувство дрожа въ членахъ, или какъ бы ползанія мурашекъ по направленію хребта, что обыкновенно бываетъ предвѣстникомъ сухотки,—весьма важной болѣзни, въ коей дитя или юноша, предающійся сей пагубной страсти, безпрестанно изнемогаетъ; органическія отправленія его разстроиваются и весь животный механизмъ нечувствительнымъ образомъ разрушается.

Не рѣдко слѣдуетъ непосредственное разстройство въ пищеварительныхъ органахъ, какъ то: либо безпрерывные запоры, или изнурительные поносы.

Чаще всего дѣти таковыя страдаютъ пораженіемъ легкихъ. Кровь, устремляясь къ онымъ, производитъ кровохарканіе, или причиняетъ хроническое воспаленіе, изъ коихъ какъ то, такъ и другое, неизбѣжно оканчиваются чахоткою.

Чувства притупляются, особливо зрѣніе, которое наиболѣе испытываетъ вредоносное вліяніе сей пагубной привычки; умственныя способности, какъ то: память, воображеніе, и сужденіе тупѣютъ; дѣти, до того времени подававшія хорошую надежду, не дѣлаютъ никакихъ успѣховъ въ наукахъ; ибо дѣятельность умственныхъ силъ, будучи изнеможена, слабѣетъ; дитя дѣлается боязливъ и малодушенъ; не смѣетъ смотрѣть въ глаза тому, съ кѣмъ онъ говоритъ и получаетъ совершенное отвращеніе, особливо отъ умственныхъ занятій, кои для него бываютъ слишкомъ тягостны.

Нѣкоторыя изъ нихъ получаютъ даже родъ сумасшествія, параличь или онѣмѣніе въ членахъ, судорожные припадки и даже падучую болѣзнь, остающуюся чрезъ цѣлую жизнь.

Замѣчено, что дѣти, предавшіяся сему пороку, достигнувъ зрѣлыхъ лѣтъ чувствуютъ великое отвращеніе отъ женскаго пола; они получаютъ чрезвычайную и часто ничѣмъ непреодолимую слабость въ дѣтородныхъ органахъ, сопровождающуюся непроизвольнымъ истеченіемъ сѣменной жидкости, оказывающейся при всякомъ усильномъ напряженіи, какъ на примѣръ: при трудномъ испражненіи на низъ, при испущеніи мочи, при поднятіи тяжелыхъ вещей и даже во время сильнаго дѣйствія нѣкоторыхъ страстей, какъ то, нечаянной радости, большаго огорченія, страха и тому подобное. Они лишаются способности къ дѣторожденію; почему таковые люди, если и не потеряли еще совершенно возбужденія къ чувственнымъ наслажденіямъ, но дѣлаются безплодными; такимъ образомъ, потерявъ умственныя силы, теряютъ вмѣстѣ съ симъ права, гражданину присвоенныя, ибо они дѣлаются неспособными къ понесенію трудовъ на пользу общественную; лишившись же способности быть отцомъ, лишаются всѣхъ пріятностей семейной жизни, услаждающей наше бытіе. Вотъ участь ожидающая тѣхъ молодыхъ людей, кои предаются сему недостойному человѣка пороку.

Причины производящія сію страсть весьма многообразны, частію отъ природнаго расположенія зависящія, частію же извнѣ на организмъ дѣйствующія.

Я говорю о природномъ расположеніи; иногда во время самаго нѣжнаго возраста, то есть, около четырехъ или пяти лѣтъ и нѣсколько позже, дѣти, преимущественно ведущія сидячую жизнь, либо случайно или побуждаемыя чувствомъ какого либо зуда, чаще отъ нечистоты случающагося, прикасаются рукою къ дѣтороднымъ частямъ; симъ легкимъ треніемъ производится въ дѣтородныхъ частяхъ возбужденіе, происходящее отъ притеченія крови, съ нѣкоторымъ нервнымъ раздраженіемъ; сначала сіе возраждаетъ въ немъ любопытство, почему дитя повторяетъ оное, занимаясь какъ бы невинвой игрушкой; потомъ сіе повтореніе, усиливая возбужденіе въ сихъ частяхъ, дѣлаетъ оныя болѣе чувствительными, и возбужденная прежде временно природа доставляетъ ему нѣкоторое удовольствіе, сопряженное съ симъ отправленіемъ. Дѣтородный организмъ въ сіе время еще не имѣетъ силы производить сѣменной жидкости, но часто повторяемыя раздраженія въ дѣтородныхъ частяхъ, причиняютъ въ оныхъ родъ судорожнаго движенія; сіе самое составляетъ часто начало онанизма. Близкія сношенія дѣтей различнаго пола чрезвычайно благопріятствуютъ сему пороку. Любопытство въ семъ возрастѣ имѣетъ самую могущественную силу; дѣти, не будучи ограждаемы стыдомъ, котораго по большой части бываютъ въ семъ возрастѣ еще чужды, стараются подражать взрослымъ; у нихъ раждаются даже нѣкоторыя чувствованія, подобныя любострастнымъ. Безъ сомнѣнія, что не всѣ дѣти въ малолѣтствѣ предаются симъ непозволительнымъ шалостямъ; но не рѣдки бываютъ таковые случаи; подобныхъ примѣровъ я имѣю много. У таковыхъ дѣтей дѣтородный организмъ преждевременно развивается и вступаетъ въ свое отправленіе; хотя и не производитъ отдѣленія настоящей сѣменной влаги, а изверженіе только слизистой—жидковатой матеріи, но она влечетъ одинакія или даже хужшія послѣдствія съ тѣмъ, кои предаются сему при совершенномъ развитіи организма.

Въ лѣтахъ приближившихся къ тому времени, когда дѣтородный организмъ вступаетъ въ свои права, раждаются новыя причины, производящія онанизмъ, хотя бы дѣти и достигли сей эпохи въ совершенномъ цѣломудріи. Дѣтородные органы въ сіе время содѣлываются столь чувствительными, что треніе, производимое одѣяніемъ, возбуждаетъ напряженіе съ зудомъ соединенное; чувство сіе заставляетъ молодаго человѣка обратить на сіе особенное вниманіе; почему въ свою очередь онъ производитъ подобное возбужденіе непосредственнымъ прикосновеніемъ рукъ къ дѣтороднымъ частямъ, и если онъ имѣетъ свободное и уединенное мѣсто, гдѣ безъ боязни и стыда можетъ предаваться возродившемуся сему пороку, то онъ повторяетъ таковыя рукодѣйствія.

Не рѣдко поводомъ къ сему бываютъ лишайныя сыпи на дѣтородныхъ частяхъ, соединенныя съ чувствомъ зуда; равнымъ образомъ отдѣленія изъ железъ, въ окружности головки члена разсѣянныхъ, накопляясь бываютъ причиною таковыхъ возбужденій и имѣютъ тѣже слѣдствія.

Къ причинамъ, случайно предрасполагающимъ къ онанизму, относятся всѣ тѣ, какъ внѣшнія, такъ и внутреннія вліянія, кои ускоряютъ развитіе организма. Умноженное чрезмѣру питаніе, производя общее полнокровіе, благопріятствуетъ онанизму; слѣдовательно употребленіе слишкомъ питательной пищи, куда принадлежитъ преимущественно мясная, вредитъ юношеству, доставляя въ преизобиліи питательную массу, отъ чего раждается преждевременное возбужденіе въ дѣтородномъ организмѣ; ибо кровеносные сосуды, доставляя въ излишествѣ кровь къ симъ частямъ, возвышаютъ въ нихъ раздражительность. Таковое же дѣйствіе имѣютъ всѣ вообще раздражающія средства, особливо дѣйствующія на силу воображенія; сюда преимущественно относится употребленіе спиртныхъ жидкостей всякаго рода. Запоръ на низъ, производя раздраженіе въ нижней части тѣла, устремляетъ къ онымъ кровь, посему дѣйствуетъ подобно прочимъ, раздражающимъ дѣтородныя части, вліяніямъ; одинакое дѣйствіе съ симъ имѣютъ поносъ съ напряженіемъ и гнѣздящіяся въ кишкахъ глисты.

Внѣшняя теплота, о вліяніи которой на животный организмъ мы уже имѣли случай говорить, по свойству своему привлекать кровь къ периферіи тѣла, не рѣдко принадлежить къ случайнымъ и вмѣстѣ предрасполагающимъ причинамъ онанизма; волосные сосудцы, разсѣянные по всей поверхности тѣла, дѣйствіемъ теплоты наполняются въ преизобиліи кровію; отъ чего дѣтородныя части приходятъ въ раздражительное состояніе; по сей причинѣ излишняя въ комнатахъ теплота во время ночи, слишкомъ теплыя и нѣжныя покрывала, таковое же одѣяніе, особливо къ нижнему платью относящееся, мягкія постели, для дѣтей употребляемыя, обнаруживая на организмъ одинакое дѣйствіе съ теплотою, не рѣдко бываютъ случайными причинами возрожденія сей пагубной страсти.

Сидячая жизнь дѣтей, наипаче то положеніе, которое они должны имѣть во время слушанія преподаваемыхъ имъ уроковъ, иногда служитъ причиною похотливаго возбужденія; ибо согбенное положеніе спиннаго хребта, въ которомъ они принуждены находиться довольно долгое время, устремляетъ кровь къ нижней половинѣ туловища; по сей причинѣ взрослые и пожилые, ведущіе сидячую жизнь, подвергаются почечуйнымъ припадкамъ, а молодые люди чрезмѣрному возбужденію дѣтородныхъ частей.

Къ самымъ обыкновеннымъ же и чаще всего случающимся причинамъ распространенія сей гибельной привычки въ дѣтяхъ есть чтеніе книгъ, наполненныхъ различными романическими повѣствованіями, и сообщество съ тѣми, кои уже заражены симъ порокомъ; какъ то, такъ и другое заразительны для юношества: книги такого рода, воспламеняя сильно воображеніе дѣтей, пораждаютъ въ нихъ любострастныя мечты, влекущія къ онанизму; примѣры же во всякомъ случаѣ сильнѣе дѣйствуютъ на дѣтей; равнымъ образомъ и здѣсь, видя своихъ товарищей, предающихся сему пороку и по незнанію всей важности онаго, передающихъ имъ въ пріятныхъ и восхитительныхъ выраженіяхъ, увлекаются оными; почему появленіе сей спрасти должно быть бдительно и благоразумно преслѣдуемо.

Дабы предохранить дѣтей отъ гибельной сей привычки, должно по мѣрѣ возможности удалять всѣ причины, выше мною изчисленныя; симъ образомъ отвращаются тѣ внѣшнія вліянія, кои содѣйствуютъ къ произрожденію онанизма.

По симъ причинамъ діэта для дѣтей должна быть болѣе прохладительная, нежели раздражающая. Царство прозябеній преимущественно должно доставлять питательныя вещества, въ пищу для дѣтей назначаемыя; ибо царство животныхъ, доставляя въ преизобиліи питательную массу, причиняетъ полнокровіе; особливо во время ужина не давать мясной пищи или веществъ разгорячающихъ, либо причиняющихъ въ первыхъ путяхъ вѣтры.

Гимнастическія занятія принадлежатъ къ могущественнымъ вліяніямъ, служащимъ къ отвлеченію жизненныхъ силъ отъ сего вредоноснаго направленія; ибо онѣ, утомляя физическія силы организма, приводятъ всю жизненную дѣятельность въ нѣкоторый родъ разслабленія; природа, силящаяся возстановить оныя, имѣетъ въ самой себѣ самый дѣятельный и естественный способъ—сонъ; почему послѣ сильныхъ движеній по необходимости скоро слѣдуетъ тихій и глубокій сонъ; дитя или юноша, будучи утомленъ, бросается, такъ сказать, въ постелю и скоро погружается въ оный, никакими сонными мечтами не возмущаемый.

Дѣтскія спальни должны быть болѣе прохладны, нежели теплы; для чего весьма полезно открытіе форточекъ на ночь, дабы сохранить въ оныхъ свободный и прохладный воздухъ; постели и покрывала, для дѣтей назначаемыя, не должны имѣть излишней нѣжности; непріятное чувство, происходящее отъ грубости и суровости оныхъ, вознаграждается видимою пользою въ сохраненіи здоровья. Совѣтовать дѣтямъ, чтобы они предаваясь ко сну имѣли положеніе на боку, представляя тому, приличіемъ и благоразуміемъ внушенныя, причины. Продолжительное сидѣніе въ классахъ облегчать раздыхомъ во время перемѣны учителей, предоставя дѣтямъ совершенную свободу вставать изъ застоловъ и ходить по классной комнатѣ.

Запоръ на низъ, поносъ и глисты требуютъ медицинскихъ пособій. Возбранять чтеніе книгъ, воспламеняющихъ въ дѣтяхъ сладострастную мечтательность. Замѣтивъ же укоренившуюся страсть въ какомъ либо воспитанникѣ немедленно удалять онаго изъ среды дѣтей, еще не зараженныхъ.

Не смотря на таковыя мѣры предосторожностей не рѣдко, какъ мы уже сказали, по особенному природному расположенію, дѣти увлекаясь естественнымъ побужденіемъ предаются втайнѣ сему пороку; здѣсь предстоитъ блюстителямъ юношества или самимъ родителямъ, если сіе случится въ кругу домашняго воспитанія, показать ихъ дѣятельность и рвеніе на поддержаніе нарушающагося нравственнаго ихъ состоянія, влекущаго за собою совершенное, какъ физическихъ, такъ и умственныхъ силъ разстройство; имъ предназначено отвратить гибельныя слѣдствія сего порока; посему священною обязанностію вмѣняется: узнать дѣйствительно ли предаются дѣти сему пороку, и потомъ уже взять всѣ мѣры, могущія остановить сію заразу общественныхъ заведеній; одна строгая и неусыпная попечительность въ состояніи открыть въ дѣтяхъ сію страсть; ибо они предаются оной всегда втайнѣ, стараясь всевозможно укрыться отъ прозорливости своихъ надзирателей; для соблюденія всей чистоты нравовъ, назидающіе за воспитаніемъ дѣтей по возможности должны внушать къ себѣ почтеніе съ прямою довѣренностію; сіе составляетъ одинъ изъ вѣрнѣйшихъ способовъ къ сохраненію въ дѣтяхъ истиннаго цѣломудрія, къ внушенію правилъ чистой нравственности и къ открытію всѣхъ недостатковъ; дитя, равно и юноша, питая полную довѣренность къ особѣ имъ уважаемой, скоро сознается въ своихъ погрѣшностяхъ; ибо боязнь наказанія, составляющая главнѣйшую къ сему преграду, его не останавливаетъ; онъ охотно поручаетъ всѣ свои чувствованія тому, отъ кого кромѣ участія и благоразумныхъ совѣтовъ ничего не можетъ ожидать; посему для открытія сей страсти, при первоначальномъ ея появленіи, отнюдь не должны быть принимаемы строгія мѣры; въ публичныхъ заведеніяхъ преслѣдованіе оной ввѣрять благоразумію того, къ кому воспитанники по добротѣ и уму преимущественно имѣютъ довѣренность съ уваженіемъ соединенную; посему возложеніе сей обязанности наиболѣе приличествовало бы Врачу, если только онъ имѣетъ всѣ къ тому способности; въ дому родителей сія отвѣтственность непосредственно должна лежать на томъ, кому ввѣрено смотрѣніе за дѣтьми; ибо онъ долженъ себя вести съ ними и какъ наставникъ, внушающій имъ правила нравственности, и какъ другъ, раздѣляющій съ ними всѣ чувствованія, слѣдующій съ ними повсюду и участвующій даже въ невинныхъ дѣтскихъ забавахъ; посему-то выборъ сихъ людей весьма важенъ, касательно воспитанія; ибо они полагаютъ основаніе нравственной жизни.

Осматриваніе бѣлья, на которомъ остаются слѣды содѣяннаго юношею нравственнаго преступленія не безполезно; но только надобно умѣть различать обыкновенныя сонныя грезы отъ насильственнаго изверженія сѣмени; что весьма затруднительно.

Дитя, возбудившее къ себѣ подозрѣніе, особеннаго требуетъ назиданія; умноженный надзоръ въ ночное время, замѣчаніе всѣхъ его движеній особливо въ то время, когда онъ укрывается изъ виду его окружающихъ и выше изчисленные мною признаки бываютъ достаточны къ обнаруживанію, если онъ самъ въ томъ не сознается.

Весьма полезно завести во всѣхъ публичныхъ заведеніяхъ, чтобы спальни во все ночное время были освѣщены; дабы надзирающій за порядкомъ, проходя по дѣтскимъ спальнямъ, могъ видѣть положеніе каждаго и симъ существующую уже сію привычку открывать, а вмѣстѣ съ тѣмъ препятствовать распространенію оной.

Увѣрившись, что точно нѣкоторыя изъ дѣтей преданы онанизму, должно сначала дѣйствовать убѣжденіями, представляя имъ живо картину ожидающихъ бѣдствій; потомъ приступать къ употребленію діэтетическихъ средствъ; для сего подъ благовиднымъ предлогомъ отдѣлить ихъ отъ прочихъ товарищей, такъ, чтобы послѣдніе нимало не догадывались о причинѣ таковаго отлученія; комнату, въ коей они помѣщаются, содержать холоднѣе обыкновеннаго не выше + 13° по Реом.; постель и одѣяла назначать грубѣе, упомлять, какъ можно болѣе, въ гимнастическихъ занятіяхъ, въ лѣтнее время заставлять купаться въ холодной водѣ, пищу давать менѣе питательную, но болѣе прохлаждающую, строго запрещать употребленіе всѣхъ раздражающихъ веществъ, какъ въ пищѣ, такъ и въ питьѣ, имѣть во время ночи неослабный за оными надзоръ. Дабы зло сіе не распространилось, по возможности препятствовать тѣснымъ связямъ съ прочими товарищами; ибо дружескія ихъ отношенія могутъ поселять сіе зло въ дѣтяхъ, сохранившихъ цѣломудренность.

Въ общественныхъ заведеніяхъ, если принятыя мѣры недѣйствительны, если нѣкоторыя изъ дѣтей упорно предаются сей гибельной страсти, то, дабы сохранить неповрежденность нравовъ прочихъ товарищей и не допустить зараженнаго юношу до всеобщаго разстройства всей животной экономіи, отсылать таковыхъ въ лазаретъ подъ особый медицинскій присмотръ, или отпускать въ домъ родителей, кои уже должны имѣть неослабное назиданіе за поведеніемъ; не рѣдко кроткія мѣры должны измѣняться въ строгія и насильственныя, состоящія въ приготовленіи особенныхъ ночныхъ рубашекъ, устроенныхъ такимъ образомъ, чтобы надѣвши оную можно было связать руки посредствомъ длинныхъ рукавовъ, и симъ лишить совершенно возможности дѣйствовать руками, или завернувъ въ простыню пеленать; сіи мѣры, съ одной стороны дѣйствуя на ихъ честолюбіе, возбуждаютъ въ нихъ стыдъ, съ другой лишаютъ всякой возможности въ ночное время приводить въ исполненіе пагубную свою привычку; не меньше должно блюсти за таковыми и въ продолженіе самаго дня, не оставляя ихъ никогда однихъ, даже для естественныхъ нуждъ, ибо они пользуются всякимъ удобнымъ къ тому случаемъ. Таковый неослабный надзоръ, продолжаемый въ теченіе не менѣе трехъ мѣсяцевъ, въ состояніи уничтожить въ дѣтяхъ сію привычку; что касается до последствій отъ онанизма происходящихъ, каковы суть: сухотка, хроническое воспаленіе легкихъ, разслабленіе детородныхъ частей и проч. то оне требуютъ медицинскаго врачеванія.

www.ingramcontent.com/pod-product-compliance
Lightning Source LLC
Chambersburg PA
CBHW081146270326
41930CB00014B/3049
* 9 7 8 1 5 3 5 8 0 8 1 1 8 *